RAPPORT
SUR LE CHOLÉRA ÉPIDÉMIQUE

QUI A SÉVI

Dans les Pyrénées-Orientales

PENDANT

LES MOIS DE JUILLET, AOUT, SEPTEMBRE, OCTOBRE ET NOVEMBRE 1854,

PRÉCÉDÉ

DE LA RELATION SOMMAIRE

DES ÉPIDÉMIES DU CHOLÉRA

QUI ONT RÉGNÉ DANS LE DÉPARTEMENT DES PYRÉNÉES-ORIENTALES,

En 1835 et 1837.

Par le Docteur J. BOCAMY,

Médecin des Épidémies de l'Arrondissement de Perpignan, Médecin Adjoint des
Hospices Civils, Professeur du Cours Départemental d'Accouchements, etc.

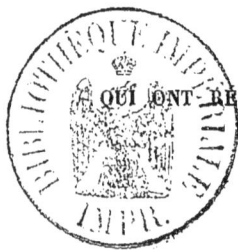

PERPIGNAN,

IMPRIMERIE DE MADEMOISELLE ANTOINETTE TASTU. — 1856.

A M. LE BARON DE LASSUS ST·GENIÈS,

PRÉFET DES PYRÉNÉES-ORIENTALES,

Chevalier de la Légion-d'Honneur, Commandeur de Charles III, etc.

⇒⇒⇒⇒ ✶ ⇐⇐⇐⇐

Monsieur,

Permettez-moi de vous faire l'hommage sincère d'un travail bien imparfait, sans doute, mais entrepris dans un but utile.

Je devais cette faible preuve de ma reconnaissance aux bontés que vous m'avez toujours témoignées et à la confiance que vous m'avez accordée en me chargeant d'une importante mission qui m'a permis d'étudier le Choléra Épidémique sur un vaste théâtre. Après ces tristes journées, dont le souvenir restera longtemps gravé dans ma mémoire, et pendant lesquelles, chacun de nous, a pu apprécier combien votre administration avait été vigilante et empressée, je devais vous rendre compte de tout ce que j'avais pu observer concernant la maladie qui venait de sévir sur notre pays.

Le rapport que j'ai l'honneur de vous adresser embrasse l'Épidémie dans tout le département; il renferme, j'en ai la conviction, des détails qui ne sont pas dépourvus d'intérêt, car il est l'exposé des faits et des opinions de la plupart des praticiens qui ont observé la maladie régnante.

J. BOCAMY.

Perpignan, le 10 juillet 1855.

INTRODUCTION.

En publiant ce rapport nous n'avons pas eu l'intention de faire l'histoire complète du Choléra qui a régné dans notre département, nous avons voulu uniquement exposer la relation de la terrible Épidémie qui est venue s'appesantir sur notre pays.

Malgré que l'histoire du Choléra soit riche de faits nombreux, les questions relatives à cette maladie ont pris depuis quelques années une grande importance; aussi nous avons cru utile et opportun d'apporter notre contingent d'expérience dans un sujet dont nous apprécions d'ailleurs toutes les difficultés. Chargé, comme Médecin des Épidémies, de rédiger un rapport sur le Choléra qui vient de sévir dans le premier Arrondissement, j'ai jugé à propos de réunir tous les renseigne- mens que j'ai pu me procurer sur la marche, les caractères généraux, les causes du Choléra qui a envahi les localités des deux autres Arrondissements que je n'ai pas pu visiter (1).

Avant de commencer la relation de l'Épidémie actuelle, nous avons rappelé l'itinéraire du Choléra dans ses deux premières invasions en 1855 et 1857, afin de comparer la marche et les progrès des deux précédentes Épidémies, avec celle que nous venons d'étudier.

Nous nous sommes proposé d'examiner dans ce travail la marche, le mode d'invasion et les caractères généraux que nous a offert la maladie Épidémique que nous avons observée. L'étude des causes présumées du Choléra nous a permis de faire ressortir les influences qui ont joué un grand rôle dans les propagations et les ravages du Choléra dans notre pays.

La contagion m'a paru mériter de longs développemens : Les nombreuses obser- vations que j'ai pu recueillir dans les hôpitaux de Toulon, concernant cette grave question, celles que j'ai faites pendant le cours de cette Épidémie, m'ont donné sur le caractère contagieux du Choléra des convictions qui, du reste, loin d'être l'expression d'une croyance personnelle, s'appuient sur l'opinion d'un grand nombre de praticiens.

En terminant la relation de cette Épidémie, nous avons jugé à propos de rap- peler les précautions utiles pour se préserver du Choléra; nous avons fait connaitre aussi les moyens de traitement dont l'expérience a consacré l'efficacité.

---

(1) Je saisis cette occasion pour remercier mes confrères qui ont bien voulu m'adresser les détails que je leur avais demandés. MM. Traynier, D. M. à Ille; Delfau, D. M. à Collioure; Puig, D. M. à Olette; Villanove, D. M. à Arles: Gambus, D. M. à St-Paul; Pacul fils, D. M. à Vinça, m'ont fourni des détails intéressans que j'ai mis à profit.

EXTRAIT

Des Délibérations du Conseil Général,

❖

Rapport du Docteur BOCAMY, sur le Choléra.

Un Membre de la Commission des Finances exprime le regret de ne pouvoir, en présence des charges de la 2ᵉ section, proposer d'allocation pour l'impression du Rapport du docteur Bocamy, sur le Choléra en 1854.

Un autre Membre dit qu'il serait regrettable que le travail de M. Bocamy, qui a un intérêt tout particulier pour le département, dont il décrit l'épidémie qui l'a ravagé en 1854, demeurât ignoré; le Conseil, en en votant l'impression, fournira à M. le Préfet la faculté de faire déposer ce Rapport aux archives de toutes les Mairies, où les Maires et les Officiers de santé surtout pourront en prendre utilement connaissance, et il propose d'autoriser M. le Préfet à prendre sur le crédit de 500 fr., sous-chapitre 13, article 2, *mesures contre les épidémies*, la somme qui pourra être nécessaire pour l'impression de ce mémoire, jusqu'à concurrence de 300 fr., ou à imputer cette dépense sur les fonds libres de 1855, 1ʳᵉ section, sous-chapitre 14, article 3.

Le Conseil émet un vote favorable.

PREMIÈRE PARTIE

RELATION SOMMAIRE

Du Choléra Asiatique

Qui a Sévi dans le Département des Pyrénées-Orientales,

En 1835 et 1837.

Avant de tracer la relation du Choléra Asiatique qui a régné en 1854, nous avons pensé qu'il pourrait être utile de rappeler, en peu de mots, les épidémies cholériques qui ont été observées dans notre département pendant les années 1835 et 1837. De l'étude comparative des épidémies de Choléra qui ont sévi à différentes époques, dans notre pays, nous pourrons déduire quelques considérations importantes ayant trait aux lieux parcourus par le fléau Asiatique, à son itinéraire, à son mode d'invasion, sa physionomie particulière, sa nature, la mortalité qui a marqué son passage, etc.

CHAPITRE PREMIER.

Choléra épidémique qui a régné en 1835.

La première apparition du Choléra à Perpignan, et dans le département des Pyrénées-Orientales, date du mois d'août 1835. A cette époque, le Choléra ne fit, pour ainsi dire, que passer, sans faire beaucoup de victimes, puisque le nombre de décès, survenus pendant deux mois, s'éleva à 14 seulement pour la ville de Perpignan.

Collioure fut maltraité, car le Choléra enleva rapidement 43 personnes habitant cette ville. Elne n'eut que quelques cas de Choléra et deux décès. Quelques cas isolés furent observés aussi sur divers points du département, principalement sur le littoral de la Méditerranée.

A Perpignan, en 1835, le premier décès cholérique a été constaté dans la rue de la Préfecture, chez une femme étrangère à la ville, venant de Lodève. Le 30 août, un deuxième cas fut observé chez une fille atteinte de Choléra à la suite de couches. Le troisième décès eut lieu, le 10 septembre, dans la rue des Amandiers; les autres décès cholériques ont été constatés dans les rues de l'Aloès, des Dragons, la rue Arago, la rue St.-Augustin, à l'hôpital militaire, à l'hôpital civil, à la rue des Carmes et à la citadelle.

La marche du Choléra à cette époque a été très-lente; il n'y a eu pour ainsi dire que des cas isolés, excepté à Collioure où le Choléra fut très-intense. Il est à remarquer cependant que l'influence épidémique se fit sentir dans tout le département pendant deux mois environ.

A Perpignan, le quartier le plus maltraité a été celui de St.-Jacques; dans une seule rue (rue de l'Aloès), il y a eu quatre décès, trois décès cholériques ont été constatés à St.-Mathieu, deux à la Réal, trois à St.-Jean, deux à l'hôpital civil et un seul à l'hôpital militaire.

En 1835, les enfants ont été généralement épargnés à Perpignan; la mortalité a été un peu plus élevée pour les femmes que pour les hommes, puisque sur 14 décès, il y a eu 8 femmes et 6 hommes. L'âge mûr a été plus frappé que les autres, il y a eu 8 décès parmi les individus âgés de 30 à 50 ans, 3 parmi ceux de 60 à 90 ans, 3 décès de 15 à 30 ans.

CHAPITRE II.

Choléra épidémique qui a régné en 1837.

En 1837, le premier cas de Choléra déclaré à Perpignan a été constaté à l'hôpital militaire, le 25 août, chez le nommé Jourdan, soldat du 26ᵉ de ligne. Le second cas se manifesta aussi à l'hôpital militaire le 28 août. Le premier décès cholérique survenu en ville fut observé le 29 août, dans le quartier St.-Jacques, chez une femme appelée Simon (Barbe), âgée de 48 ans, fille de service, demeurant rue des Cuirassiers, n° 2. Le 30, on constata un nouveau décès à l'hôpital civil; dès le 31, cinquième jour de l'invasion, le Choléra se répandit dans toute la ville, sans exercer toutefois de bien grands ravages. Du 1ᵉʳ au 4 septembre, 10 décès furent constatés à domicile.

L'épidémie atteignit son summum d'intensité le 6 septembre, jour où l'on a constaté 6 décès. Vers le 12 septembre, la période d'état commença à s'établir, elle dura jusqu'à la fin du mois, dix-huit jours environ. A dater de cette époque, le mal alla en décroissant d'une manière sensible; néanmoins une recrudescence légère se manifesta vers le 15 octobre, mais elle fut de courte durée.

Comme on voit par ce qui précède, le Choléra a affecté à Perpignan une marche lente quoique régulière, puisqu'on a pu compter quatre périodes distinctes. La mortalité n'a pas été bien considérable, car elle s'est élevée à 85 décès dans l'espace de deux mois. Le tableau ci-dessous indique la mortalité relative des quatre quartiers de la ville de Perpignan, (renfermant alors de 15 à 16,000 âmes) ainsi que des hôpitaux.

Quartiers de la ville.	Hommes.	Femmes.	Enfants.	Total des décès.
Saint-Jacques..........	9	16	3	28
Saint-Mathieu	4	5	1	10
La Réal...............	1	4	1	6
Saint-Jean	4	3	1	8
Banlieue.............	2	2	»	4
Tanneries............	1	»	»	1
Hôpital civil..........	7	12	»	19
Hôpital militaire.......	9	»	»	9
Totaux.......	37	42	6	85 décès.

Bien qu'aucun âge n'ait été à l'abri du Choléra, tous n'ont pas également souffert. Par rapport à l'âge, on peut répartir les décès cholériques de la manière suivante :

1° De 30 à 60 ans, 39 décès.
2° De 15 à 30 ans, 25 id.
3° De 60 à 90 ans, 15 id.
4° De 1 à 5 ans, 4 id.
5° De 5 à 15 ans, 2 id.

TOTAL, 85 décès.

Après Perpignan, Collioure, Elne, Prades, Ille, Millas, St.-Laurent-de-la-Salanque et Torreilles, sont les localités qui ont le plus souffert.

L'épidémie se déclara à Collioure, le 17 août; elle fit à peu près le même nombre de victimes qu'en 1835, mais elle frappa ses coups avec plus de rapidité et disparut aussi plus tôt. Le nombre des décès s'éleva à 42, répartis de la manière suivante : 21 femmes; 10 hommes; 11 enfants.

Millas a été envahi par le Choléra en 1837, vers le mois de septembre. A cette époque, le nombre des individus atteints ne fut pas aussi considérable qu'il l'a été cette année (1854) et la mortalité n'atteignit pas non plus un chiffre aussi élevé.

Prades fut aussi ravagé par le fléau Indien, en 1837, au mois de septembre. Alors la maladie Asiatique fit moins de victimes que pendant l'épidémie de 1854, puisque le nombre de décès survenus à Prades et dans quelques localités environnantes s'éleva à 88, tandis que cette année la ville de Prades a perdu, à elle seule, 98 personnes.

Le Choléra se déclara aussi à Elne, en 1837, au mois de septembre. La marche de l'épidémie fut rapide, sa durée fut de 15 à 20 jours environ. Le chiffre des décès s'est élevé à 24, parmi lesquels il y a eu 19 femmes, un homme et 4 enfants.

Torreilles et St.-Laurent-de-la-Salanque ne furent pas épargnés; le Choléra se manifesta aussi dans ces deux localités pendant le mois de septembre. A St.-Laurent, il y eut 59 décès dans l'espace de deux mois environ; la mortalité a été plus grande parmi les femmes, puisqu'il y a eu 34 femmes, 6 hommes et 19 enfants.

DEUXIÈME PARTIE.

Marche et mode d'invasion du Choléra épidémique qui a sévi dans le département des Pyrénées-Orientales en 1854.

Dans cette troisième invasion du Choléra asiatique, nous verrons ce fléau, arrivé dans notre pays à la fin du mois de juillet, traverser successivement et dans tous les sens le département; nous le suivrons : 1° dans l'arrondissement de Perpignan ; 2° dans l'arrondissement de Ceret ; 3° et enfin dans l'arrondissement de Prades.

Dans la relation d'une épidémie qui a ravagé une contrée, on ne doit pas, ce nous semble, négliger l'histoire des ravages faits par la maladie épidémique dans les différents points qu'elle a successivement envahis. On ne peut avoir en effet des notions exactes et complètes d'une épidémie, si l'on oublie de faire connaître le mode d'invasion, la marche, les caractères généraux qu'elle a présentés dans les différentes localités où elle a sévi, c'est le travail que nous allons actuellement entreprendre.

CHAPITRE PREMIER.

Mode d'invasion et marche de l'épidémie dans l'arrondissement de Perpignan.

Les principaux centres de l'épidémie dans cet arrondissement ont été Perpignan, Thuir, Baixas, Caudiès, Estagel, Millas, Elne, Villelongue-de-la-Salanque et Saint-Paul.

Perpignan.

La ville de Perpignan est située sur la rive droite de la Tet, et sur la petite rivière la Basse qui sépare la ville du Faubourg Notre-Dame et des Tanneries. Perpignan peut se diviser en deux parties bien distinctes ; l'une qui est posée comme un amphithéâtre sur une colline (quartier Saint-Jacques et une partie de La Réal) ; l'autre est placée sur un terrain plus ou moins régulier à l'ouest et au nord de la première. Cette portion de la ville est en général bâtie avec plus d'élégance, les rues sont plus larges, mieux percées et surtout plus propres ; les maisons sont construites avec plus de goût et selon les indications de l'hygiène. Perpignan a fait d'ailleurs de grands et rapides progrès depuis quelques années et son embellissement se poursuit aujourd'hui avec activité. Des améliorations importantes ont été aussi réalisées au point de vue de la salubrité publique. Aujourd'hui, les rues sont mieux entretenues ; on rencontre sur chaque place publique et dans plusieurs points des fontaines qui fournissent une eau saine et abondante. Une surveillance bien entendue a lieu tous les jours sur les fruits, les légumes, la viande, le vin, etc., dont l'altération pourrait nuire à la santé publique.

Pendant les mois de mai, juin et juillet 1854, alors que le Choléra exerçait de grands ravages dans plusieurs villes du Midi de la France, les maladies de l'appareil digestif étaient plus nombreuses à Perpignan. Nous avons aussi constaté à cette époque une diminution évidente dans le nombre des malades. Vers la fin du mois de juillet, les médecins de notre ville observèrent un plus grand nombre de personnes atteintes de diarrhée et de maladies gastro-intestinales. Le 29 juillet, un cas de Choléra fut constaté à l'Hôpital Militaire chez un soldat qui, à la vérité, avait commis des imprudences dans le régime. Quelques jours se passèrent sans qu'aucun cas de Choléra fût signalé, soit en ville, soit dans les Hôpitaux. Le nombre des cas de diarrhée augmenta sensiblement ; on observait aussi des cas de Cholérine.

Le second cas de Choléra fut constaté le 4 août, au Faubourg Notre-Dame, par le docteur P. Massot. Ces deux premiers cas, qui passèrent pour ainsi dire inaperçus, ont signalé le commencement de l'épidémie à Perpignan. Le 5 août, un cas de Choléra-nostras fut observé dans le quartier Saint-Mathieu ; ce même jour, nous avons vu en ville deux femmes et un homme du quartier Saint-Jacques, atteints de Cholérine. Le 7 août, une femme, demeurant à la Halle au Blé, âgée de 55 ans environ, fut frappée par la maladie régnante et succomba. Le 8 août, deux décès cholériques furent constatés à l'Hôpital Militaire ; le 9, une femme, âgée de 73 ans, mourut à l'Hôpital Civil ; le même jour, un homme venant de Marseille, atteint déjà de diarrhée, succomba au Faubourg Notre-Dame dans l'espace de quelques heures.

Comme on voit par ce qui précède, le premier cas de Choléra constaté en ville s'est déclaré au Faubourg. De ce point la maladie s'est pour ainsi dire transportée au centre de la ville, à la place Napoléon, à la Halle au Blé, dans la rue Mirabeau, la rue Quéya, etc.. Le choléra se manifesta plus tard dans les quartiers Saint-Jacques, la Réal et Saint-Mathieu. Ainsi, du 5 août au 14, le Choléra envahit successivement toute la ville. Le 15, on compta 6 décès cholériques ; le 16, 10 décès ; le 22 août, le nombre des décès s'éleva à 16, et le 28 août, jour où l'épidémie atteignit sa plus forte intensité, 25 décès furent déclarés à l'Hôtel-de-Ville. La maladie resta alors stationnaire pendant quelques jours : Le 4 septembre, les décès tombèrent de 16 à 10 et 12 par jour ; le 14 septembre, le chiffre des décès s'élevait à 7 seulement. La mortalité commença alors à diminuer d'une manière bien sensible, car le 20 septembre, il n'y eut que 4 décès. Du 20 au 28 septembre, la maladie offrit de nombreuses oscillations. A cette époque, le Choléra faisait peu de victimes, et au commencement d'octobre, l'épidémie était presque éteinte. Cependant le Choléra n'a quitté Perpignan que vers le 20 octobre 1854 ; depuis cette époque, quelques cas rares suivis de décès ont encore été signalés.

Le Choléra a suivi, à Perpignan, une marche assez régulière ; nous avons observé trois périodes distinctes , savoir : la période d'augmentation qui a duré 14 jours environ (du 14 au 28 août) ; la période stationnaire a été courte, elle a duré 15 jours environ (28 août au 13 septembre) ; la période de déclin a été très-longue, elle a commencé le 15 septembre et s'est terminée le 20 octobre. Durant cette dernière phase de la maladie de nombreuses oscillations se sont montrées. Ces alternatives d'augmentation et de diminution dans le nombre des cas et des décès sont en général un signe favorable, elles semblent indiquer la disparition du fléau asiatique. En 1849, nous avons aussi observé à Toulon ces oscillations qui ont aussi signalé la fin de l'épidémie.

La mortalité n'a pas été également répartie entre les différents quartiers de la ville. Aussi le quartier Saint-Jacques a plus souffert que les autres, la banlieue a été aussi très-maltraitée. Le tableau suivant indique la mortalité relative des différents quartiers ainsi que des faubourgs et de la banlieue.

Quatiers de la ville.	Hommes.	Femmes.	Enfants.	Total des décès.
1. — Saint-Jacques....	35	40	10	85
2. — Saint-Mathieu...	30	42	6	78
3. — La Réal	29	38	9	76
4. — Saint-Jean	25	34	6	65
5. — Faubourg.......	2	4	»	6
6. — Tanneries	1	1	»	2
7. — Banlieue.......	8	14	3	25
Totaux.....	130	173	34	337

Perpignan a été un des premiers points du département envahi par le fléau asiatique , car les communes environnantes n'avaient pas encore été frappées lorsque le Choléra éclata dans cette ville. Du chef-lieu des Pyrénées-Orientales, l'épidémie s'étendit plus tard dans un grand nombre de communes rurales en prenant des directions différentes. Canohés, Cabestany, Pollestres, Toulouges, Canet, Baho et Bompas, localités voisines de Perpignan, ont été envahies dans la première quinzaine du mois d'août. De tous ces villages, Pollestres et Canohés sont sans contredit ceux qui ont le plus souffert.

Thuir.

Thuir, chef-lieu de canton, à 13 kilomètres ouest de Perpignan, est situé sur le ruisseau de las Canals, au pied de montagnes peu élevées. Cette petite ville a été envahie le 12 août d'une manière assez brusque. L'épidémie a été très-grave à Thuir, puisque dans l'espace de 38 jours on a compté 168 décès cholériques sur une population s'élevant à 2,733 habitants. Le 22 août, la maladie avait atteint son plus haut degré d'intensité ; ce jour-là, le nombre de décès atteignit le chiffre 14, aussi les habitants de Thuir étaient comme frappés de stupeur. M. le Préfet se rendit dans cette commune le 27 août et voulut bien visiter avec nous un grand nombre de cholériques.

Le 4 septembre, l'état sanitaire de Thuir commença à s'améliorer ; la période décroissante devint bien évidente à partir du 6 septembre, elle dura jusqu'à la fin de ce mois et présenta quelques oscillations dans le nombre des cas et des décès.

La plupart des communes voisines de Thuir ont été envahies d'une manière plus ou moins intense. La commune de Llupia a été très-maltraitée ; sur 272 habitants, il y a eu 49 cas de choléra et 17 décès. Villemolaque, Fourques, Tresserre, Bages et Caixas ont été ravagés vers la fin du mois d'août et le commencement de septembre.

Baixas.

Baixas, à 12 kilomètres nord-ouest de Perpignan, est bâti sur une colline peu élevée, il est exposé à tous les vents, il n'y a ni rivières ni eaux stagnantes autour du village, qui est d'ailleurs très-sain. Les rues de Baixas sont en général étroites et resserrées, plusieurs maisons sont peu spacieuses et manquent d'air et de soleil.

Le Choléra se déclara à Baixas vers le milieu du mois d'août par des cas isolés. Vers le 20 août, le mal prit tout-à-coup un accroissement insolite, au point d'inspirer des craintes sérieuses à la population de cette localité, qui jusque-là ne s'était pas alarmée. Le 23 août, nous avons visité les malades de Baixas avec M. Joseph Moliner, officier de santé. L'épidémie semblait affecter alors une marche rapide ; on observait un grand nombre de personnes subissant l'influence régnante et plusieurs cas de cholérine; les individus atteints de choléra grave n'étaient pas encore bien nombreux. Le 26 août, le Choléra fit de grands ravages , le nombre des cas devint très-considérable, aussi la population était dans la plus grande consternation. Le 30 août, M. le Préfet accompagné de M. Gorsse, conseiller de Préfecture, se transporta à Baixas. Frappé du découragement général qui existait parmi les habitants de cette localité, M. le baron de Lassus nomma une commission de secours qui rendit de grands services aux personnes frappées par le Choléra. Les médecins de Baixas ne pouvant suffire aux nombreux malades, M. le docteur Fines , de Perpignan , fut chargé de visiter tous les jours les cholériques de cette commune.

L'épidémie commença à décroître d'une manière très-sensible vers le 5 septembre, elle était presque éteinte le 20 septembre. Quelques cas rares furent encore signalés à cette époque, mais il n'y a pas eu de recrudescence marquée.

Caudiès.

Caudiès, à 54 kilomètres nord-ouest de Perpignan, sur la rive gauche de la rivière l'Agly, est entouré de montagnes peu considérables. Ce village est traversé par la route impériale qui conduit de Perpignan à Carcassonne; il est sur la limite du département de l'Aude, où régnait déjà le Choléra lorsqu'il éclata à Caudiès.

Le Choléra a envahi Caudiès vers le 16 août; avant cette époque on avait observé plusieurs cas de maladies affectant les organes digestifs. D'abord bénigne, l'épidémie commença à sévir avec intensité jusqu'à la fin du mois de septembre. Dans les premiers jours du mois d'octobre, la maladie régnante offrit de nombreuses oscillations qui précédèrent la période de déclin, devenue sensible vers le 20 octobre seulement.

Le Choléra a fait des ravages très-considérables à Caudiès ; sur une population de 1950 habitants , il y a eu 88 décès et 150 cas de Choléra confirmé.

Les localités voisines de Caudiès n'ont pas été à l'abri du Choléra: Vira, Fosse, Lesquerde et Fenouillet ont été envahis pendant le mois de septembre, mais l'épidémie y a été très-bénigne.

Maury a été très-maltraité , la maladie a éclaté brusquement sans être précédée de phénomènes avant-coureurs , elle a attaqué de préférence les individus forts et robustes. Le Choléra ne fit pas un long séjour à Maury, puisque le 20 septembre, c'est-à-dire 16 jours après son invasion, il avait entièrement cessé ses ravages.

Millas.

Millas, chef-lieu de canton, à 18 kilomètres nord-ouest de Perpignan, est situé sur la rive droite de la Tet, au milieu d'une belle plaine à l'arrosage et très-fertile. Ce village, dont la population s'élève à 2,176 âmes, est traversé de l'est à l'ouest par la route impériale qui conduit de Perpignan à Prades ; il reçoit directement tous les vents, ce qui contribue à entretenir la salubrité dans cette localité, où l'on n'observe pas d'ailleurs des maladies endémiques.

Le Choléra parut à Millas au commencement du mois d'août, après avoir été précédé par des symptômes avant-coureurs. Le 12 août, trois cas furent signalés et le 14 nous avons constaté plusieurs cas graves. L'épidémie a eu une longue durée à Millas, sans offrir néanmoins une intensité très-considérable, comme cela a été observé à Thuir et à Baixas. Vers la fin du mois de septembre, une recrudescence se manifesta mais elle ne fut pas longue. Quelques cas isolés furent observés encore durant la première quinzaine du mois d'octobre.

Toutes les communes appartenant au canton de Millas ont été successivement frappées par la maladie régnante du 10 au 20 août. Le Soler, St.-Féliu-d'Availl, St.-Féliu-d'Amont, Corbère et Neffiach, localités placées sur la même ligne et sur la rive droite de la Tet, ont été atteintes du 10 au 15 août. Corneilla-de-la-Rivière et Pézilla, qui sont situées sur la rive gauche de la Tet, à quelques kilomètres nord-est de Millas, ont été envahies plus tard, c'est-à-dire du 16 au 20 août.

De toutes ces localités, le Soler et St.-Féliu-d'Availl sont celles qui ont le plus souffert. A St.-Féliu-d'Availl, le Choléra fit beaucoup de victimes, parmi lesquelles se trouva l'honorable docteur Barnèdes. L'épidémie fut très-tenace à St.-Féliu-d'Availl, elle n'a complètement disparu que vers la fin du mois de septembre ; le 5 octobre, on observait encore quelques cas de Choléra.

Villelongue-de-la-Salanque.

Villelongue-de-la-Salanque est situé dans une belle plaine très-fertile, à 8 kilomètres nord-est de Perpignan. Ce village laisse beaucoup à désirer sous le rapport de la propreté ; la plupart des rues sont mal tenues, les maisons y sont mal disposées, étroites, privées d'air ; les habitants sont en général peu aisés, ils se livrent tous aux travaux des champs.

Le Choléra éclata d'abord avec peu d'intensité à Villelongue, vers les premiers jours du mois d'août. Le 19, le fléau asiatique prit une forme plus grave, et le 25 on comptait déjà dans cette commune plus de 50 personnes frappées par la maladie régnante. L'épidémie a affecté à Villelongue une marche très-rapide ; après quelques cas isolés, elle atteignit tout-à-coup son summum d'intensité dans l'espace de 4 à 5 jours ; elle resta stationnaire pendant quelques jours du 20 au 30 août. La période décroissante commença vers les premiers jours de septembre et fut de courte durée. Villelongue est une des localités du département qui ont été le plus maltraitées ; dans l'espace de 25 jours environ, il y a eu 70 décès cholériques sur une population de 889 âmes.

En même temps que le Choléra exerçait ses ravages à Villelongue, il s'étendait aussi dans tous les villages environnants, Bonpas, Pia, Torreilles, St-Laurent-de-la-Salanque, St-Hippolyte et plus tard à Sainte-Marie. A Pia, ainsi qu'à Sainte-Marie, l'épidémie a été bénigne, il y a eu néanmoins un grand nombre de personnes qui ont plus ou moins ressenti l'influence épidémique. Bonpas et Torreilles ont été plus éprouvés sans qu'on puisse expliquer la cause de la gravité de l'épidémie dans ces deux villages placés dans les mêmes conditions que Sainte-Marie et Pia.

A Saint-Laurent-de-la-Salanque, Saint-Hippolyte et Salses, le Choléra a présenté une marche saccadée sans exercer de grands ravages. En même temps que l'épidémie sévissait dans ces localités, on observait des fièvres rémittentes masquées par des phénomènes cholériques, principalement à Salses, où règnent souvent des maladies fébriles à type intermittent et rémittent.

Elne.

Elne est agréablement situé au milieu d'une plaine remarquable par la fécondité du sol. Cette petite ville, d'origine fort ancienne, peut se diviser en deux parties bien distinctes ; l'une est placée sur une colline très-élevée et exposée à tous les vents, l'autre séparée de la première par la route impériale n° 114, qui conduit au Port-Vendres, est située au pied de la colline.

L'invasion du Choléra, à Elne, a été brusque, puisque le 9 septembre, 5 jours après la manifestation de cette maladie, le nombre des décès cholériques fut élevé à 14. La marche de l'épidémie a été rapide comme son début, car la maladie était à son déclin vers la fin du mois de septembre. On a observé à Elne des cas très-graves qui ont toujours été précédés de diarrhée, comme nous l'ont assuré MM. les docteurs Azemar et Fabre.

Le Choléra a éclaté à Elne, cette année (1854), à la même époque qu'il se montra en 1837 ; le premier cas, au dire de M. le docteur Delhom, maire d'Elne, a été constaté chez un homme âgé, venant de Montescot, petit bourg voisin d'Elne.

Pendant que l'épidémie sévissait à Elne, elle gagnait de proche en proche la plupart des communes avoisinantes, à l'exception de Corneilla-del-Vercol et de Villeneuve-de-la-Raho, villages situés sur des points élevés. St-Cyprien, Alénya, Théza, Latour-bas-Elne, furent envahis après que la maladie se fut déclarée à Elne. Saint-Cyprien et Latour ont été fortement éprouvés.

Estagel.

En même temps que l'épidémie faisait irruption à Elne, elle se déclarait aussi dans une autre partie du département diamétralement opposée, je veux parler d'Estagel et des localités qui l'entourent.

Estagel est situé sur la rive droite de l'Agly, à 22 kilomètres nord-ouest de Perpignan. Ce village n'est pas entouré d'eaux croupissantes ; la rivière qui coule le long de ses murs, de l'ouest à l'est, ne renferme pas des causes d'infection. Estagel est bâti en partie sur une colline, il reçoit directement tous les vents, et l'état sanitaire est en général satisfaisant.

Le premier cas de Choléra constaté à Estagel a été observé le 30 août. Mais ce n'est que dans le commencement du mois de septembre que l'épidémie a sévi avec intensité ; le 11 septembre 14 personnes succombèrent. Les jours suivants le nombre des cas et des décès tomba à 4 ou 5 par jour jusqu'au 20 septembre, alors la période décroissante devint très-sensible et le Choléra cessa tout-à-fait ses ravages vers les premiers jours du mois d'octobre.

Tautavel, village très-sain, situé à 6 kilomètres nord-est d'Estagel, a été très-éprouvé par le fléau asiatique. Les autres localités voisines ont été presque épargnées, à l'exception d'Opoul et Vingrau, où l'épidémie a sévi avec intensité. Le Choléra sembla suivre alors le cours descendant de l'Agly, il vint visiter Espira et Rivesaltes, qui sont situés sur la rive droite de cette rivière. Plus tard il revint sur ses pas et éclata tout-à-coup à Saint-Paul.

Saint-Paul.

Saint-Paul-de-Fenouillet, chef-lieu de canton, sur la rive gauche de l'Agly, à 40 kilomètres nord-ouest de Perpignan, est abrité au nord par une chaîne peu élevée, au sud par un rempart montagneux de second ordre. Les rues de Saint-Paul sont généralement mal percées et étroites, il faut en excepter une longue rue ouverte du nord au sud à laquelle les autres viennent aboutir. La propreté des maisons laisse quelquefois beaucoup à désirer, car dans plusieurs on conserve la fâcheuse habitude d'amasser le fumier dans le rez-de-chaussée.

Le Choléra a été précédé à Saint-Paul par une affection épidémique caractérisée par un refroidissement subit de tout le corps, des crampes légères, de l'anxiété, des sueurs faciles sans éruption miliaire le plus souvent. Cette maladie, que l'on a appelée Suette Bénigne, commença à s'effacer dans les premiers jours du mois de septembre et fut remplacée par le Choléra épidémique qui, après avoir fait un court séjour à St.-Paul, sembla s'éloigner sans faire de grands ravages. Le 22 octobre, alors que l'on croyait avoir échappé, pour ainsi dire, au fléau asiatique, le Choléra revint sur ses pas et s'abattit de nouveau sur la population de Saint-Paul, frappant indistinctement ses victimes. Cette recrudescence, ou plutôt cette invasion nouvelle qui est digne d'attention, fut très-intense. La marche de l'épidémie à Saint-Paul n'a rien de particulier, si ce n'est que ses progrès ont été rapides.

CHAPITRE II.

Marche du Choléra épidémique dans l'arrondissement de Ceret.

Le Choléra Asiatique n'a pas fait de bien grands ravages dans les communes qui constituent l'arrondissement de Ceret. Collioure, Laroque, Ceret et Arles-sur-Tech ont été les principaux centres de l'épidémie.

Collioure.

La ville de Collioure est située au sud-est de Perpignan, et à 57 kilomètres, est, de Ceret. Collioure, place forte maritime, peut se diviser en deux parties bien distinctes, l'une qui est la ville fortifiée, est posée comme en amphithéâtre du côté du nord-est, et est baignée par la mer dans son étage inférieur; l'autre, est placée au sud-ouest de la première, elle est entourée de montagnes au sud, quelques maisons de cette portion de la ville sont bâties sur le roc.

Collioure a été un des premiers points, du département des Pyrénées-Orientales, envahis par la maladie Asiatique. Le 20 juillet 1854, notre confrère, le docteur Delfau, eut occasion d'observer un cas de Choléra sporadique chez un jeune homme, venant d'Avignon. On n'observa pas de cas nouveaux jusqu'au commencement du mois d'août. L'épidémie affecta une marche lente jusqu'au 20 août environ. Vers la fin du mois, on constata tout-à-coup une recrudescence qui fut de courte durée; on observa aussi alors des fièvres pernicieuses cholériformes. Dans les premiers jours du mois de septembre, le Choléra avait entièrement cessé ses ravages et on remarqua que les fièvres intermittentes et rémittentes étaient dégagées de toute complication cholérique.

Port-Vendres et Banyuls-sur-Mer, localités situées à une faible distance de Collioure, restèrent presque à l'abri du Choléra, qui s'éloigna alors du littoral de la Méditerranée pour se porter à Laroque, qui, à raison de sa situation topographique, paraissait peu accessible à l'influence épidémique.

Laroque.

Ce village, dont la population s'élève à 1,327 habitants, est bâti en partie sur une colline élevée au pied des montagnes, (Albères) entre Collioure et Ceret; les rues sont petites, étroites, surtout celles qui sont au bas de la colline; il n'y a pas autour de la commune des eaux stagnantes ni des causes d'infection, aussi Laroque est généralement considéré comme un lieu très-sain.

Le Choléra se montra à Laroque vers le 20 août et y sévit avec beaucoup d'opiniâtreté. L'épidémie a affecté une marche lente et saccadée, la période de déclin a été tenace; il y a eu, durant cette période, des alternations nombreuses d'augmentation et de diminution dans l'intensité du mal. Au dire du médecin de cette localité, le Choléra a fait plus de ravages dans la partie basse du village que dans celle qui est placée au sommet de la colline.

Sorède, Saint-André, Saint-Genis, Villelongue-del-Monts et Montesquieu, localités avoisinant Laroque, ont été à l'abri du Choléra, car on n'a observé dans toutes ces communes que des cholérines plus ou moins graves.

Dès que l'épidémie eut cessé ses ravages à Laroque, elle revint sur ses pas et éclata à Palau-del-Vidre, et plus tard à Argelès-sur-Mer. A Palau, sur 777 habitants, il y a eu 50 cas de Choléra confirmé et 18 décès. A Argelès, on n'a observé que des cas isolés qui n'étaient pas cependant dépourvus de gravité. L'influence régnante s'est fait sentir long-temps dans cette localité, puisqu'on a observé des cas de Choléra vers la fin du mois d'octobre et même au commencement de novembre.

Avant de se montrer à Ceret, le Choléra éclata à Banyuls-dels-Aspres, localité située sur un point très-élevé. En même temps quelques cas furent constatés au Boulou, qui est à-peu-près dans la même direction.

Ceret.

La ville de Ceret est située au pied des Pyrénées, sur la rive droite du Tech, à 36 kilomètres sud-ouest de Perpignan : elle est bâtie sur un plateau assez élevé, entouré à l'ouest et au sud de montagnes considérables qui servent de barrière aux vents sud-ouest. Ceret peut se diviser en deux parties bien distinctes : La première se compose du Château (quartier de la ville situé sur un point élevé) et de la partie centrale de la ville. Les rues sont étroites, longues, quelques-unes tortueuses, privées de soleil. La plupart des maisons sont construites sans goût et à rebours des règles de l'hygiène. La seconde portion de Ceret, séparée de la première par une large rue ouverte du nord au sud, qui sert de promenade, est construite avec plus d'élégance, les rues en sont plus larges et plus saines.

L'épidémie se manifesta à Ceret d'une manière bénigne, qui ne permettait pas de prévoir les ravages considérables qu'elle a faits plus tard. C'est vers le 15 septembre que le Choléra se déclara à Ceret : les premiers cas furent constatés parmi les personnes demeurant dans les maisons situées sur la rive gauche du Tech et dans celles qu'on rencontre après le pont de cette rivière. De là, la maladie se transporta au Château, le 19 septembre environ. Le 24, parurent quelques cas graves dans différents quartiers de la ville, néanmoins les progrès du mal n'étaient pas très-rapides. L'épidémie fut stationnaire pendant plusieurs jours; on supposait même dans le commencement du mois d'octobre qu'elle allait abandonner Ceret. Ces prévisions étaient mal fondées : dans la nuit du 7 au 8 octobre, après une journée humide pendant laquelle le vent d'est n'avait pas discontinué de souffler, un grand nombre de personnes appartenant à toutes les classes de la société furent frappées tout-à-coup par la maladie régnante. Plusieurs périrent rapidement avant la manifestation de la réaction. Le chiffre des décès s'éleva le 8 octobre au soir à 40 environ. Cet accroissement, prodigieux et insolite de l'épidémie, coïncida avec l'apparition d'un brouillard très-épais, qui couvrit, dans la nuit du 7 au 8 octobre, une grande partie du département, mais principalement la ville de Ceret.

Le 9 octobre, le nombre des cas diminua, on compta encore 24 décès cholériques. Le 10, un orage peu intense, il est vrai, éclata vers midi et sembla dissiper les miasmes qui s'étaient accumulés sur la ville de Ceret, il y eut une diminution sensible dans les cas et les décès. Malgré cela, l'émigration des habitants prit des proportions considérables et la ville se trouva bientôt réduite au tiers de la population ordinaire. Le 12 octobre, M. le Préfet, voulant donner aux habitants de Ceret des preuves de sa sollicitude, vint lui-même visiter les malheureux cholériques de cette ville et nous pria de l'accompagner; nous avons examiné un grand nombre de malades, atteints de Choléra, avec M. Marty, officier de santé et le docteur Raphaël Gouell, qui est mort quelques jours après notre visite, victime d'un dévoûment au-dessus de tout éloge.

Le Choléra fit des ravages très-intenses à Ceret, surtout dans le vieux quartier (Château). Nous n'avons pas observé dans cette ville ces cas légers et ces cholérines sudorales que nous avions eu occasion de rencontrer dans plusieurs localités envahies. C'est ce qui explique la mortalité considérable que l'on a observée à Ceret, car la terreur des habitants et l'émigration sont des causes dont on doit tenir compte, sans doute, mais elles ne peuvent pas augmenter le chiffre des décès d'une manière aussi grande.

Nous avons fait une seconde visite à Ceret, le 15 octobre,

avec notre confrère le docteur Pagès-Roudière, de Perpignan (1). Bien que le nombre des malades fût encore considérable, nous avons constaté une grande diminution dans le nombre des cas et des décès et nous avons remarqué que les cas nouveaux offraient moins de gravité.

Le 18 octobre, nous avons visité de nouveau les cholériques de Ceret, et nous avons eu la satisfaction de rencontrer parmi les malades observés par nous, le 15, plusieurs convalescents. L'épidémie était en voie de décroissance et, le 24 octobre, on pouvait la considérer comme terminée.

Pendant que l'épidémie sévissait à Ceret, Saint-Jean-Pla-de-Cors, petite localité, située à 5 kilomètres de Ceret, sur les bords du Tech, fut frappée par la maladie régnante. Malgré cela, le Choléra ne s'écarta pas de la ligne qu'il avait suivie de l'est à l'ouest et vint se déclarer à Arles-sur-Tech, après avoir quitté Ceret.

Arles-sur-Tech.

Arles, chef-lieu de canton, est situé à 14 kilomètres sud-ouest de Ceret, sur la rive gauche du Tech, à l'est et au pied du Canigou, dans une étroite vallée, entourée de montagnes élevées qui la rendent inaccessible aux vents violents qui règnent dans le pays. On rencontre dans les environs d'Arles de vastes prairies qui sont souvent inondées, ce qui contribue à rendre cette localité humide.

Tandis que le Choléra commençait à diminuer à Ceret, on observait à Arles des cas isolés; les premières victimes de l'épidémie dans cette localité furent des personnes venant d'Amélie-les-Bains, où quelques cas de Choléra s'étaient déclarés. Le 14 octobre, l'épidémie prit une certaine extension et fit des ravages considérables jusqu'au commencement du mois de novembre. La maladie devint moins intense vers le 4 novembre, le nombre des cas et des décès diminua sensiblement et le 25 le Choléra avait cessé ses ravages à Arles. Quelques cas ont été encore observés

---

(1) Au moment où l'épidémie prit des proportions considérables, plusieurs médecins se sont empressés d'aller à Ceret porter les secours de leur art; nous devons particulièrement citer MM. les docteurs Companyo fils, Duplan, Hermabessière, Gouell Pierre, Bonafos, Fines et MM. Gatumeau et Ferrer, officiers de santé à Maureillas.

dans le mois de décembre, mais ce n'étaient pour ainsi dire que des étincelles d'un foyer qui est sur le point de s'éteindre.

Amélie-les-Bains, à 3 kilomètres est d'Arles, et Palalda, au nord-est d'Arles, furent visités par le Choléra à-peu-près à la même époque que cette maladie se déclara dans le chef-lieu de canton. A Amélie-les-Bains, l'épidémie fut plus intense qu'à Palalda.

CHAPITRE III.

Invasion et marche de l'épidémie dans l'arrondissement de Prades.

L'épidémie se déclara dans l'arrondissement de Prades, en même temps qu'elle se manifestait à Perpignan et à Collioure, c'est-à-dire vers la fin de juillet 1854. Ille, Vinça, Prades, Olette et Trévillach sont les localités qui ont le plus souffert.

Ille.

Ille, petite ville agréablement située sur la rive droite de la Tet, à 30 kilomètres ouest de Perpignan, a été le premier point envahi dans l'arrondissement de Prades. Le 30 juillet, un homme robuste fut atteint de Choléra après avoir travaillé au soleil une grande partie de la journée, il succomba dans l'espace de 24 heures environ. Le second cas fut constaté le 31 juillet; ces deux premiers cas ont signalé le commencement de l'épidémie qui a éclaté le 5 août, mais elle n'a sévi avec intensité que vers le 15. Alors le Choléra s'étendit dans tous les quartiers de la ville et fit des ravages très-considérables. La maladie régnante conserva toute sa gravité jusqu'au commencement de septembre ; elle diminua alors d'une manière bien sensible, au point que l'on croyait généralement qu'elle allait bientôt disparaître. Malheureusement ces prévisions ne se réalisèrent pas, car le Choléra devint, tout-à-coup et sans cause connue, aussi grave que dans le principe ; il attaqua même une partie de la ville qu'il avait jusque-là respectée. Cette recrudescence bien marquée ne fut pas de longue durée, puisque le 20 septembre le mal commença à décliner et abandonna Ille vers le 5 octobre.

Vinça.

Vinça, chef-lieu de canton, sur la rive droite de la Tet, à 10 kilomètres ouest d'Ille, est placé au pied des montagnes dans une plaine agréable et fertile. Vinça, connu depuis long-temps par l'abondance et la bonté de ses eaux, est un lieu très-sain où l'on n'observe pas des maladies endémiques.

Quoique Vinça réunisse des conditions favorables de salubrité, l'épidémie qui venait d'éclater à Ille ne tarda pas à envahir cette localité, qui est en communication directe avec cette ville (la route impériale n° 116 traverse Ille, Vinça, Marquixanes, Prades, etc.) Long temps avant de se déclarer à Vinça, le Choléra avait été précédé par des affections et des troubles notables des organes digestifs. MM. les docteurs Pacull eurent occasion d'observer des cas de cholérine pendant le mois de juin. Vers le 25 août, le fléau Asiatique se montra à Vinça, il attaqua d'abord les personnes peu aisées et affaiblies par des causes physiques et morales, plus tard il prit une grande extension et sévit avec beaucoup d'intensité.

La plupart des localités qui avoisinent Vinça ont été aussi ravagées par le Choléra : Saint-Michel, Marquixanes, Rodès et Bouleternère sont celles qui ont été plus maltraitées.

Prades.

La ville de Prades est située sur la rive droite de la Tet, dans une plaine remarquable par ses nombreuses prairies. Prades est entouré de montagnes en partie cultivées, au pied et sur le penchant desquelles sont bâtis quelques villages qui n'ont pas été à l'abri de l'épidémie.

Le Choléra se montra à Prades à peu près à la même époque qu'il se déclara à Vinça, c'est-à-dire le 22 août. L'épidémie a offert dans cette ville une marche lente, ses ravages ont été intenses sans être très-considérables. La période décroissante a été assez longue, puisque le dernier cas a été observé le 12 novembre 1854.

De Prades, le Choléra se propagea dans la plupart des localités environnantes, en rayonnant pour ainsi dire dans toutes les directions. Eus, petit village bâti en amphithéâtre à 5 kilomètres nord-est de Prades, a beaucoup souffert.

Ria, à trois kilomètres ouest de Prades, se compose de deux parties séparées par la Tet; la plus importante s'élève en amphithéâtre, c'est celle qui a été la plus maltraitée. Le Choléra parut à Ria quatre jours après qu'il s'était manifesté à Prades, le 26 août. L'épidémie a été très-grave dans cette commune, ses coups ont été rapides, aussi elle a fait un séjour moins long qu'à Prades. Sur une population de 1,000 habitants environ, il y a eu 75 décès et 177 cas plus ou moins graves, ce qui semble indiquer une violence particulière du fléau asiatique qui a ravagé Ria.

Olette.

Olette, chef-lieu de canton, est situé au fond d'un vallon resserré, fermé au nord et au midi par des montagnes assez élevées qui l'abritent contre les vents du nord et du sud, ceux du nord-ouest et sud-ouest sont les plus fréquens. La Tet coule au pied d'Olette de l'ouest à l'est; on trouve dans les environs de cette localité une source d'eaux thermales dont les propriétés paraissent très-remarquables.

A Olette, on avait observé, pendant les mois de mai, juin, juillet et août, des embarras gastriques, des diarrhées peu intenses et quelques cas de fièvre typhoïde. Vers la fin du mois d'août, le 23, un premier cas fut constaté chez une jeune fille robuste, bien constituée, qui succomba dans l'espace de quelques heures. Le Choléra se répandit ensuite dans les différents quartiers d'Olette, et sévit avec intensité, surtout durant les premiers jours du mois de septembre. La marche de l'épidémie fut assez régulière, elle parcourut ses périodes habituelles sans rien présenter d'anormal. Nous devons ajouter que la période de déclin fut longue, puisque le Choléra ne disparut que vers la fin du mois d'octobre.

Nyer, petit village situé au sud-est d'Olette, a été très-éprouvé par la maladie régnante. Serdinya a aussi beaucoup souffert; sur une population de 680 habitants, 55 ont eu le Choléra et 17 ont succombé.

Trévillach.

Ce petit bourg appartient au canton de Sournia; il est placé au milieu des montagnes à 3 myriamètres nord-est de Prades. Le Choléra a envahi Trévillach, vers le 15 septembre, et a fait des ravages intenses, puisque sur 305 habitants, il y eu 40 cas et 17 décès.

Plusieurs villages du canton de Sournia ont été visités par la maladie régnante. Rabouillet, Tarrerach, Arboussols et Campussy sont ceux où le Choléra a fait des ravages notables.

L'épidémie ñe fit pour ainsi dire que passer dans le canton de Saillagouse et de Mont-Louis : sur trente-sept communes qui constituent ces deux cantons, six seulement ont été envahies d'une manière très-bénigne, puisqu'il n'y a eu que 15 décès dans ces différentes localités.

CHAPITRE IV.

Caractères généraux des épidémies de Choléra qui ont sévi sur différents points du département des Pyrénées-Orientales, en 1835, 1837 et 1854.

Les relations succinctes que nous venons de tracer resteraient sans intérêt, si nous ne faisions suivre ces détails de quelques considérations générales sur les caractères principaux que nous a offert le Choléra épidémique qui a sévi dans le Roussillon. Le travail que nous allons maintenant entreprendre a donc pour but de comparer les différentes épidémies de Choléra que nous venons de décrire et de faire ressortir ce qu'elles présentent de commun relativement au mode d'invasion, à la marche, au mode de développement, aux phénomènes précurseurs, à l'intensité du fléau, etc.

ITINÉRAIRE DU CHOLÉRA.

Si nous embrassons d'un coup-d'œil l'ensemble des pérégrinations ou l'itinéraire qu'a suivi le fléau asiatique dans notre pays, nous ne pouvons nous empêcher de considérer cette cruelle maladie comme un fléau mystérieux, dont la marche irrégulière et capricieuse semble déjouer tous nos calculs et nos prévisions. En effet, dans l'espace de quelques mois (du 27 juillet au 15 novembre 1854), le Choléra a parcouru presque tout le département, frappant sur son passage les localités les plus saines, épargnant celles qui se trouvaient souvent dans des conditions opposées. L'épidémie s'est montrée presque en même temps sur cinq points différents : le 20 juillet 1854, un cas s'est déclaré à Collioure, plus tard à Perpignan et à Fourques, le 28 juillet, puis à Canet, le 29 juillet, et enfin, à Ille, le 30 juillet. Ces cinq points primitivement envahis permettaient de penser que l'influence épidémique serait plus tard générale, c'est-à-dire qu'elle exercerait son action sur la plus grande partie du département des Pyrénées-Orientales. En 1835, le Choléra parut d'abord dans un seul point du département (à Collioure), il ne pénétra dans l'intérieur du pays que quelques jours après. En 1837, la maladie asiatique envahit de nouveau Collioure, avant de s'étendre dans le département, alors elle ne quitta presque pas le littoral de la Méditerranée; tandis que cette année, tout le département a ressenti l'influence épidémique, à des degrés d'ailleurs différents. A partir du mois d'août, le Choléra prit une grande extension; (du 1er au 30 août, 60 localités furent envahies par le fléau indien), dans ses pérégrinations nombreuses, il n'a respecté qu'une très-faible partie du département des Pyrénées-Orientales. Il a sévi avec une égale intensité, dans les plaines les plus fertiles comme dans les plus arides; dans les bas-fonds, comme dans les lieux élevés, dans ceux qui sont battus par tous les vents, comme dans les vallées les mieux abritées. L'influence épidémique s'est fait sentir également sur les rivages de la Méditerranée, comme sur les points les plus élevés du département, puisqu'elle a atteint même les habitations qui sont au pied du Canigou.

DIRECTION ET MODE DE PROPAGATION DU CHOLÉRA.

Le Choléra dans son développement suit souvent le cours des fleuves, des rivières, le littoral des mers et les grandes routes. Dans le département des Pyrénées-Orientales, l'épidémie a suivi d'une manière évidente le cours de la Tet, ainsi que la grande route impériale n° 116. Depuis la mer où va se rendre la Tet, jusqu'à la naissance de cette rivière dans le canton de Mont-Louis, auprès du Puy-Peyric, presque toutes les localités qui se trouvent situées sur ses bords ont été successivement frappées par le Choléra, à partir de la fin du mois de juillet jusqu'au 15 septembre. En effet, en remontant le cours de la Tet, nous trouvons sur la rive droite : Canet, Perpignan, Le Soler, Saint-Feliu-d'Availl, Saint-Feliu-d'Amont, Millas, Neffiach, Ille, Vinça, Prades, Villefranche; sur la rive gauche : Sainte-Marie, Villelongue-de-la-Salanque, Bonpas, Saint-Estève, Baho, Villeneuve-de-la-Rivière, Pézilla, Corneilla-de-la-Rivière, Montalba, Arboussols, Eus, Olette, Canaveillas, localités maltraitées par l'épidémie.

Le Choléra n'a pas suivi d'une manière aussi sensible le cours de l'Agly et du Tech. Torreilles, Rivesaltes, Espira-de-l'Agly, Estagel, sur la rive droite de l'Agly, ont été frappée par la maladie régnante, mais à des époques différentes : ainsi Torreilles et Rivesaltes ont été envahis le 15 août environ, tandis qu'Espira et Estagel l'ont été plus tard au mois de septembre. Claira, Cases-de-Pène, Planès, Latour, ont subi l'influence épidémique, mais il n'y a pas eu dans ces villages une épidémie cholérique véritable. Plusieurs localités situées le long de la rivière le Tech, ont été envahies par l'épidémie, tandis que d'autres ont été respectées. Ainsi Elne, Le Boulou, Arles, Ceret ont été plus ou moins ravagés par le Choléra : Brouilla, Ortaffa, Maureillas, Montferrer, Montbollo, et les villages du canton de Prats-de-Mollo ont été épargnés, quoique placés sur les bords de la rivière le Tech.

D'ailleurs, tous ces faits n'ont pas, selon nous, toute l'importance qu'on a voulu leur accorder ; ils ne prouvent pas, comme on l'avait pensé, que lorsque le Choléra suit le cours des rivières, l'humidité doive jouer un grand rôle et être considérée comme un puissant moyen de propagation.

Le Choléra a aussi suivi la grande route impériale qui va de l'est à l'ouest, de Perpignan à Mont-Louis. Ce qui semble prouver que la maladie asiatique peut quelquefois se propager par les voies de communication qui relient entre elles plusieurs centres de population. On ne peut rien conclure cependant de l'observation de ce fait qui est resté isolé, car le Choléra n'a pas suivi la direction des autresgran des routes qui existent dans le département. Les communes traversées par la route qui conduit dans le département de l'Aude, par Estagel, Maury, Saint-Paul, Caudiès, ont été atteintes, mais à des époques différentes. Ainsi l'invasion a eu lieu le 30 août, à Estagel ; à Caudiès, le 19 août ; à Maury, le 4 septembre et à Saint-Paul, le 23 octobre. La route impériale qui va du nord au sud et qui conduit de Perpignan à Port-Vendres, traverse plusieurs villages, dont les uns ont été épargnés, tandis que d'autres ont été plus ou moins maltraités. Ainsi Corneilla-del-Vercol a été épargné, tandis qu'Elne a beaucoup souffert ; Argelès-sur-Mer a compté peu de victimes, Collioure n'a pas été non plus très-maltraité, et Port-Vendres n'a eu que quelques cas. La route n° 115, qui va de l'est à l'ouest, de Perpignan à Figueras, traverse le Boulou, passe à quelques pas de Ceret, à Arles, Prats-de-Mollo, etc. De toutes ces localités, deux ont beaucop souffert, Arles et Ceret; le Boulou a été peu ravagé.

Relativement à l'extension du Choléra le long des côtes, nous devons faire remarquer que parmi les localités qui se trouvent situées sur le littoral de la Méditerranée, ou qui sont voisines de la mer, quelques-unes ont été respectées, tandis que d'autres ont été envahies par la maladie régnante, qui n'a pas fait dans ces dernières des ravages bien considérables. Banyuls-sur-Mer a été à l'abri de l'épidémie, Port-Vendres, Collioure et Argelès-sur-Mer n'ont eu à déplorer qu'un petit nombre de victimes. St.-Cyprien, Alénya, St.-Nazaire, Canet, Ste.-Marie, le Barcarès, communes voisines de la mer, n'ont pas été bien maltraitées; St.-Nazaire a été complétement épargné.

Le Choléra ne s'étend pas toujours régulièrement de proche en proche, il peut arriver qu'il franchisse tout d'un coup de grandes distances, pour revenir ensuite sur ses pas en suivant la direction qu'il avait primitivement affectée. Cette marche irrégulière du Choléra, qui a été d'ailleurs signalée depuis long-temps, a été observée dans notre département. Ainsi le Choléra s'est d'abord montré à Collioure, de là, il s'est transporté à Perpignan, c'est-à-dire, à 50 kilomètres de distance, puis à Ille, à l'ouest. Plus tard, vers le mois de septembre, il revint sur ses pas et se déclara sur le littoral de la Méditerranée à Argelès-sur-Mer, Latour-bas-Elne et Saint-Cyprien.

Dans la direction suivie par les épidémies de Choléra, on a eu occasion d'observer quelques rapports entre la direction du fléau et celle des vents venant des pays ravagés. Ce fait n'a pas été constaté dans notre département. Ainsi, pendant que le vent nord-ouest, traversant l'Aude et l'Ariége, décimés par le Choléra, soufflait avec force, l'épidémie a constamment marché de l'est à l'ouest, comme nous l'avons indiqué en parlant de la ligne de la Tet. Des exceptions peu nombreuses à cette direction générale ont été notées. Plus tard, on a vu, dans certains points limités, le Choléra marcher du nord-ouest au sud, puis aller du sud au nord et de l'ouest à l'est.

La saison d'hiver arrête en général le progrès des épidémies; c'est ce qui a eu lieu dans notre pays, malgré l'apparition du Choléra, dans deux points du département, à une époque où la saison était déjà rigoureuse: nous voulons parler de la manifestation du Choléra à Arles et à Saint-Paul, vers la fin du mois d'octobre. Cette observation isolée ne saurait détruire les faits nombreux qui tendent à prouver que, pendant l'hiver, le Choléra tombe dans un état d'engourdissement pour se réveiller avec la belle saison et reprendre ensuite son activité.

Phénomènes Précurseurs.

En général, les épidémies de Choléra ont des avant-coureurs qui annoncent d'une manière assez positive l'imminence de ces épidémies. L'observation de ce fait remarquable a été faite par nous à Toulon, en 1849, pendant que nous remplissions les fonctions de chef interne des hospices de cette ville. Nous avons pu aussi constater l'existence des symptômes précurseurs à Perpignan. Dans la plupart des communes que nous avons visitées, le Choléra avait été annoncé quelque temps à l'avance par une constitution médicale particulière, caractérisée par une fréquence notable des affections qui ont leur siége dans les organes digestifs. Nous pouvons même mentionner quelques localités, où l'apparition du Choléra épidémique a été précédée par quelques cas de choléra sporadique ; à Villelongue-de-la-Salanque, à Fourques et à St.-Laurent, ce fait a été observé. Dans certaines localités, les affections gastro-intestinales ne sont devenues fréquentes que quelques jours avant le développement du Choléra. Très-rarement l'invasion de la maladie a eu lieu sans être précédée par des symptômes avant-coureurs. Cependant nous avons remarqué que dans quelques villages ravagés les phénomènes précurseurs avaient été insignifiants.

Nous n'avons pas eu occasion d'observer, avant le développement de l'épidémie, des maladies endémiques ou épidémiques qui se déclarent quelquefois avant l'apparition du Choléra. Ainsi on a vu la grippe précéder l'explosion de la maladie asiatique. Notre collègue de l'arrondissement de Prades, M. Barrère, signale dans son rapport la manifestation de deux affections pestilentielles dans le canton de Sournia et dans la Cerdagne, avant l'invasion du Choléra dans nos contrées. Notre confrère assure que des cas nombreux de suette bénigne et de variole ont été observés dans cette partie du département longtemps avant le développement du Choléra.

Les épizooties sont aussi quelquefois l'avant-coureur du Choléra. Nous n'avons pas appris que des maladies épidémiques aient sévi sur les animaux domestiques avant l'invasion du fléau asiatique.

Nous savons seulement qu'e, dans certains points du département, le clavelée faisait des ravages en même temps que le Choléra.

L'émigration de certains oiseaux à l'approche du Choléra n'a pas été constatée dans la plupart des localités de notre pays ravagées par le fléau asiatique. Beaucoup de personnes, d'ailleurs recommandables, ont maintes fois affirmé ce fait, sans l'avoir bien constaté par elles-mêmes.

Pendant que le Choléra règne dans une contrée, il est rare d'observer en même temps la manifestation d'une autre maladie épidémique. Cependant l'existence du Choléra dans un pays n'exclut pas la présence d'une épidémie de nature différente, c'est du moins ce que des observateurs dignes de foi semblent avoir mis hors de toute contestation. Ce fait s'est-il produit dans le Roussillon pendant l'épidémie cholérique que nous venons d'observer ? Pour répondre à cette question, il me paraît indispensable d'entrer dans de longs détails qui trouveront naturellement leur place dans une autre partie de ce rapport (Voir *Formes du Choléra*). Pour le moment, nous nous contenterons de dire que, pendant que le fléau indien sévissait avec rigueur sur tout le département, plusieurs médecins ont signalé un certain nombre de maladies distinctes du Choléra, qu'ils ont désignées sous le nom de *Suette bénigne* avec ou sans éruption miliaire. Ils ont remarqué aussi que la Suette ne préservait pas du Choléra et que cette maladie se déclarait au début de l'affection sudorale ainsi que pendant la convalescence.

Les maladies qui règnent habituellement dans nos contrées pendant les fortes chaleurs de l'été avaient tout-à-fait disparu pendant l'épidémie. Les maladies ordinaires ont été plus ou moins influencées par la présence du fléau indien. A Perpignan, quelques décès, attribués à des affections autres que le Choléra, ont été constamment signalés par les médecins de la ville, depuis le début de la maladie asiatique jusqu'à sa disparition. D'une manière générale, il est permis d'avancer que les maladies qui règnent habituellement dans notre pays pendant l'été, se présentaient bien rarement à notre observation. Le retour des maladies ordinaires, quand le fléau touche à sa fin, a été constaté d'une manière bien évidente. Ainsi les affections catharrales, les maladies de poitrine, les affections rhumatismales, quelques fièvres essentielles, ont été observées à Perpignan, vers la fin du mois d'octobre, c'est-à-dire à la fin de l'épidémie.

Intensité du Choléra.

L'épidémie a été très-meurtrière à Ceret, Thuir, Ille, Baixas, Villelongue-de-la-Salanque, Caudiès, etc., tandis qu'elle a été d'une intensité bien moindre dans d'autres localités qui ne se trouvent pas dans des conditions meilleures. Il est difficile d'expliquer cette différence d'intensité dans les ravages des épidémies de Choléra. On peut néanmoins se rendre compte quelquefois de ces faits bizarres par l'examen des causes locales. Ainsi Villelongue et Sainte-Marie sont deux localités situées dans une plaine très-fertile, la nature du sol est la même; mais ces deux villages sont dans des conditions différentes au point de vue de la salubrité publique. A Sainte-Marie, les rues sont larges, aérées, proprement tenues, les maisons sont mieux disposées, il n'y a pas d'eaux stagnantes autour du village comme à Villelongue. Aussi Sainte-Marie n'a eu à déplorer qu'un petit nombre de victimes, tandis que Villelongue a été décimé. Nous devons avouer toutefois que l'influence des causes locales d'infection n'a pas toujours une action si évidente et si facile à apprécier.

En général, le Choléra a été toujours plus intense dans les quartiers des villes et des villages où se trouvent des rues étroites, mal aérées, mal tenues, présentant en un mot les conditions hygiéniques les plus défavorables. Ce fait a été observé à Perpignan d'une manière bien sensible. (Voir le tableau comparatif de la mortalité dans les différents quartiers). A Ceret, et dans quelques localités très-maltraitées, les quartiers sains ont aussi beaucoup souffert.

Relativement à l'intensité, le Choléra a présenté habituellement trois périodes assez distinctes : une période d'invasion, une période d'état et une période de déclin. Des exceptions à cette règle générale ont été observées dans certaines localités. Ainsi à Ceret, durant la période d'invasion, les cas se présentaient avec peu de gravité et l'épidémie, qui paraissait d'abord bénigne, a sévi plus tard, dans la période d'état, avec vigueur. A Arles-sur-Tech, à Saint-Paul, les cas qui se sont déclarés durant la période d'invasion, ont été peu intenses. Dans certaines localités, au contraire, pendant la première période, l'épidémie sévissait déjà avec force. Durant la période de déclin, l'intensité du fléau diminue presque toujours d'une manière sensible, c'est ce que nous avons pu constater dans la plupart des points envahis. C'est ordinairement pendant la période stationnaire que les épidémies de Choléra font les plus grands ravages, c'est aussi pendant cette période que se manifestent des oscillations dans le nombre des cas et décès.

On ne peut guère calculer l'intensité d'une épidémie de Choléra, d'après la durée de ses périodes et partant de son séjour dans une ville. A Villelongue-de-la-Salanque, l'épidémie a eu une courte durée, cependant elle a été très-grave ; à Thuir, la période d'état a offert une certaine persistance, néanmoins cette ville a été très-maltraitée ; à Ille également l'épidémie a eu une longue durée et a fait beaucoup de victimes, tandis qu'à Rivesaltes, à Pia, à Saint-Féliu-d'Amont, etc., l'épidémie a eu une longue durée et a fait peu de ravages. D'après ces faits, on ne peut chercher une preuve de la bénignité d'une épidémie dans sa durée. Pour bien apprécier l'intensité d'une épidémie de Choléra, il faut avoir égard non-seulement à la durée de ses périodes, mais encore à leur succession, à leur persistance, à certaines causes accidentelles, et enfin au caractère général de l'épidémie. Cependant il est permis de dire que les épidémies de Choléra qui arrivent tout-à-coup à leur summum d'intensité, sont plus meurtrières que celles qui marchent avec lenteur et qui offrent, comme l'a dit le professeur Anglada, une marche chronique. Ainsi à Montpellier, par exemple, des cas de Choléra peu nombreux se sont déclarés depuis la fin de juin jusqu'à la fin de septembre. La cause de cette ténacité du fléau indien peut tenir, dans les grands centres de population, à l'agglomération d'un certain nombre d'individus sur un point limité, mais dans les petites localités on ne trouve aucune des causes au moyen desquelles on puisse expliquer la persistance du Choléra. D'où peut provenir cette marche lente de l'épidémie ? Est-elle due à l'état de l'atmosphère ? Si telle était la cause véritable de cet état chronique, les mêmes faits devraient se rencontrer dans les localités voisines, c'est ce qui n'a pas eu lieu.

MORTALITÉ.

Les ravages faits par le Choléra n'ont pas été partout également considérables, on pourra s'en convaincre en jetant un coup-d'œil sur notre tableau. En général, la mortalité dépasse la moitié du chiffre des personnes atteintes. Les renseignements adressés à la Préfecture par les Maires des communes ravagées par le Choléra sont loin de s'accorder avec cette donnée générale, qui est cepen-

dant exacte, car elle a été observée par tous les médecins consciencieux, qui ne veulent considérer comme cholériques que les
individus réellement atteints de Choléra confirmé. Dans l'arrondissement de Prades, par exemple, on a compté 1,567 malades
et 610 décès seulement, ce qui, selon nous, paraît trop heureux
pour être considéré comme bien exact. On peut sans trop se hasarder
déduire du chiffre 1,567 quelques cas de cholérine et de diarrhée
cholériforme. Dans l'arrondissement de Ceret, le chiffre des décès
dépasse la moitié des individus frappés par la maladie régnante,
puisque sur 659 cas il y a eu 378 décès, proportion qui est en
rapport avec la généralité des faits observés jusqu'à ce jour.

Toutes les classes, tous les rangs de la société ont fourni des
victimes. Cependant la mortalité a été partout plus grande dans
la classe nécessiteuse que dans la classe aisée. Dans les nombreuses
localités que nous avons visitées, la maladie épidémique a toujours
été plus intense parmi les personnes qui sont dans des conditions
défavorables. Dans quelques villages, la mortalité a été aussi assez
élevée parmi les individus qui vivent dans l'aisance. A Thuir, à
Ceret, à Baixas, à Saint-Paul, plusieurs personnes qui vivaient
dans de bonnes conditions hygiéniques ont succombé au Choléra.
Néanmoins les exceptions à la règle générale que nous avons établie
plus haut ont été peu nombreuses.

Un fait bien digne d'attention, est cette constance de la mortalité
qui n'est pas toujours modifiée par les circonstances qui influent
ordinairement sur la gravité d'un grand nombre de maladies
épidémiques. Ainsi dans la période décroissante du Choléra, la
mortalité ne diminue pas toujours, bien que la violence de l'é-
pidémie soit beaucoup moindre. Tous les médecins du département
ont pu observer des cas graves au déclin du fléau comme à son
début. A Perpignan, nous avons vu, le 29 septembre et le 8
octobre, deux cas de Choléra qui ont été promptement mortels.
A Villelongue-de-la-Salanque, il y a eu, au déclin de l'épidémie,
deux cas foudroyants qui ont signalé la disparition du fléau Indien.
A Thuir, Ille, Ceret, Pollestres, etc., des faits semblables ont
été observés.

CHAPITRE V.

Causes du Choléra.

Je n'ai pas l'intention d'examiner toutes les causes auxquelles
on a attribué l'apparition des épidémies de Choléra, je désire

uniquement exposer d'une manière succincte toutes les influences qui m'ont paru jouer un rôle important dans le développement et la propagation du Choléra parmi nous. Le sujet qui va nous occuper est vaste et difficile à traiter. En effet, l'esprit humain, malgré ses investigations laborieuses, n'a pas encore pu découvrir la cause du Choléra. Ce n'est pas seulement l'origine de ce fléau mystérieux qui nous échappe, il est aussi plusieurs maladies épidémiques dont les causes nous sont aussi plus ou moins cachées, et malheureusement il est à craindre qu'elles ne le soient encore long-temps. Sydenham et la plupart des épidémiographes ont fait cet aveu bien long-temps avant nous. Quoique nous ne puissions, dans l'état actuel de nos connaissances, pénétrer le véritable principe du Choléra, il n'est pas, ce nous semble, sans intérêt, de chercher à se rendre compte de toutes les circonstances particulières, de toutes les influences qu'on peut invoquer pour expliquer le développement du Choléra dans notre département. Dans cet exposé, nous adopterons la division des causes admises par M. Ambroise Tardieu (1) ; nous examinerons successivement les différentes conditions atmosphériques, hygiéniques, la constitution géologique du sol, la contagion, les passions morales, les influences constitutionnelles.

Influences Atmosphériques.

Parmi les causes admises du Choléra, les conditions atmosphériques et les phénomènes météorologiques semblent exciter au plus haut degré notre intérêt et notre curiosité. L'atmosphère est en effet de tous les objets qui composent le monde qui nous entoure celui qui exerce sur l'homme l'influence la plus évidente et la plus directe. Tous les médecins savent le rôle immense que joue l'atmosphère dans l'étiologie des maladies. Aussi on ne sera pas étonné de nous voir insister sur l'influence des conditions atmosphériques, au point de vue du développement du Choléra. L'action de l'atmosphère est multiple; l'air agit par la propriété qu'il a d'être une masse gazeuse au sein de laquelle nous sommes plongés et qui nous entoure de toutes parts. En dehors de cette action générale, l'atmosphère exerce une action spéciale sur nos organes qui dépend des substances qui composent l'air. L'atmosphère est aussi le siége de phénomènes météréologiques qui sont

---

(1) Leçons sur le Choléra épidémique, 1849.

sous la dépendance des agents physiques, de la lumière, du calorique, de l'électricité. Nous allons maintenant parcourir rapidement les différentes conditions atmosphériques que nous avons pu observer avant et pendant le cours de l'épidémie. Nous aurons à examiner l'état barométrique et hygrométrique de l'air, la température, les vents, l'électricité, etc.

Calorique. — Variations de Température.

Les variations brusques de température ont une action positive et incontestable sur la santé. On comprend que notre corps, habitué à vivre sous une température déterminée, doive ressentir un effet plus ou moins fâcheux lorsque des variations importantes viennent à se déclarer d'une manière brusque et inaccoutumée. L'homme se plie sans doute à ces modifications d'existence, mais à la condition que les changements atmosphériques se feront d'une manière lente et graduée. Une transition brusque de température doit donc entraîner des modifications particulières dans les fonctions de l'organisme.

Le printemps de l'année qui vient de s'écouler, a été différent des autres années, il a été humide et plus froid que d'habitude. La température de cette saison s'est prolongée jusqu'aux premiers jours du mois de juillet. Avant cette dernière époque, nous avons subi une température changeante, insolite, qui n'est pas habituellement observée dans notre climat ; nous avons eu successivement des journées froides, chaudes et humides. Après cette température inusitée, qui s'est maintenue pendant les mois de mai, juin et les premiers jours de juillet, des chaleurs excessives se sont montrées tout-à-coup au commencement de juillet (du 10 au 15). La température a acquis des proportions très-élevées et rares dans notre pays, puisque le thermomètre est arrivé jusqu'à 35° au-dessus de zéro. Ce changement prompt de la température a été ressenti dans tout le département et a parfaitement coïncidé avec l'apparition des troubles des organes digestifs, qui sont devenus alors plus fréquents et plus répandus. Sans vouloir donner à ces faits plus d'importance qu'ils n'en méritent, il est difficile de leur refuser une certaine influence sur le développement du Choléra parmi nous. Je suis loin de penser que cet état irrégulier de la température du printemps et de l'été ait pu provoquer l'apparition du Choléra, mais il est permis d'avancer que ces modifications ont joué le rôle de causes prédisposantes, elles ont facilité le développement du Choléra, car on ne peut nier l'influence d'une chaleur excessive et prompte sur les fonctions digestives. D'ailleurs l'observation est là pour attester que cette température insolite a produit des désordres notables dans les organes abdominaux, puisque les diarrhées, les dyspepsies, les embarras gastriques ont été plus nombreux dès que les chaleurs sont devenues si fortes. Aussi nous croyons être autorisé à considérer la température changeante du printemps de 1854, et les chaleurs élevées et subites de juillet, comme ayant déterminé des troubles plus ou moins profonds dans notre organisme et préparé ainsi nos organes à l'action de l'agent épidémique. Cette opinion, qui s'accorde avec les données physiologiques et l'observation des faits, acquiert une certaine valeur, lorsqu'on réfléchit que le Choléra a pris naissance dans un des pays les plus chauds du globe et que presque toujours la chaleur a favorisé ses progrès, tandis que le froid les a suspendus et même définitivement arrêtés. Dans le département des Pyrénées-Orientales, le fléau Asiatique s'est toujours déclaré à l'époque des plus fortes chaleurs, dans ses trois invasions de 1835, 1837 et 1854. Cette maladie a aussi cessé ses ravages dès que la saison est devenue rigoureuse, c'est-à-dire à la fin d'octobre et au commencement du mois de novembre. Les mêmes faits se sont reproduits à Toulon et à Marseille. En 1835, le Choléra s'est déclaré à Toulon au mois de juin et a sévi pendant les mois de juillet, août et septembre. En 1849, l'épidémie s'est manifestée durant les premiers jours de septembre, aussi elle a été moins longue et ses ravages ont été moins considérables. En 1834, le Choléra parut à Marseille pendant le mois de décembre ; durant tout l'hiver, ses ravages furent peu sensibles, tandis qu'aux premières chaleurs il prit une grande extension.

Les variations thermométriques ont-elles eu quelque influence sur la marche et l'intensité du Choléra, dans notre département? Il est difficile de dire quelle a été l'action des variations brusques de température sur la marche de l'épidémie. Néanmoins nous avons eu occasion d'observer, à différentes reprises, que les changements atmosphériques n'étaient pas favorables, car ils ont coïncidé bien souvent avec l'augmentation des cas et des décès. Cette observation n'a pas été constante, elle n'a pas été vérifiée dans toutes les localités où régnait le Choléra. Ce que l'on peut dire de plus positif à cet égard, c'est qu'en général, les variations de température observées sur différents points du département ravagés par le Choléra, ont été plutôt fâcheuses que favorables. Dans certaines localités ces modifications atmosphériques n'ont eu .aucune influence sensible et appréciable, tandis que dans d'autres elles ont été évidemment favorables. Ainsi à Ceret, la décroissance de l'épidémie a commencé le 12 octobre, après un changement bien marqué dans la température, qui est devenue tout-à-coup plus froide. Nous devons signaler, avant de terminer, que les premiers froids rigoureux du mois de novembre 1854 ont coïncidé avec l'apparition de quelques cas isolés dans un grand nombre de localités où l'épidémie avait depuis plusieurs jours cessé entièrement ses ravages. A Ille, Saint-Feliu-d'Availl, Millas, Thuir, Elne, Torreilles, Bonpas, de pareils faits ont été observés.

ETAT HYGROMÉTRIQUE DE L'AIR.

La vapeur d'eau que l'air contient ordinairement peut augmenter et agir défavorablement sur nos organes. Dans ces circonstances, le corps se revêt d'une moiteur incommode et tenace, nous nous trouvons dans un état de malaise plus ou moins intense. Ces effets de l'état hygrométrique de l'air, qui sont très appréciables pendant l'été, ont été considérés par plusieurs médecins comme très-propres à favoriser l'apparition et l'extension des épidémies de Choléra. Cette opinion est fondée sur la présence d'un grand nombre de météores aqueux dans les lieux ravagés par le fléau asiatique. En France, des brouillards très-épais répandant une odeur désagréable ont été observés par plusieurs médecins. A Ceret, dans la nuit du 7 au 8 octobre, l'épidémie acquit des proportions considérables à la suite de la manifestation d'un brouillard épais d'une odeur incommode. On a signalé aussi la présence des brouillards dans plusieurs localités envahies. Le jour que ce météore aqueux parut à Ceret et dans une grande partie du département, nous apprîmes que quelques cas avaient été aussi observés dans plusieurs villages que le Choléra avait abandonnés. A Perpignan, le 8 octobre, on a observé deux cas graves; à Millas, Ille, Sainte-Marie, Bonpas et Torreilles, on a fait la même observation.

Tous ces faits confirment l'importance qu'on doit accorder aux observations météorologiques, qui devraient être toujours faites avec beaucoup d'exactitude. Mais on ne doit pas considérer l'air saturé d'humidité comme une cause déterminante du Choléra, car des faits nombreux prouvent que des météores aqueux se sont manifestés sans produire des effets fâcheux ou sensibles sur la marche et l'intensité des épidémies. L'état hygrométrique de l'air a donc une influence bien secondaire sur la production du Choléra, il se borne à provoquer dans l'organisme des modifications qui amènent un état d'accablement et de faiblesse qui peut nous rendre plus accessible à l'influence épidémique.

Avant l'apparition du Choléra dans le Roussillon, c'est-à-dire pendant les mois d'avril, mai et juin, la température a été plus humide que sèche. Hâtons-nous d'ajouter que, pendant le printemps de l'année 1853, l'état hygrométrique de l'atmosphère a été plus sensible que pendant cette année (1854), puisqu'en 1853, nous avons eu deux ou trois inondations successives pendant les mois de mai et juin. Pendant l'épidémie cholérique qui vient de sévir, nous avons observé, au contraire, une sécheresse extrême plus intense que les années précédentes; malgré cela, l'épidémie n'a pas discontinué les ravages. Ce qui semblerait prouver que l'humidité de l'air n'est pas une cause très-puissante pour faciliter l'extension du Choléra.

ELECTRICITÉ.

Quelle est la part étiologique de l'électricité dans la production du Choléra? Il est probable que l'état électrique de l'air peut jouer un rôle assez important dans le développement du Choléra, mais les expériences sur lesquelles cette opinion est fondée sont encore tout-à-fait contradictoires. On conçoit aisément que l'électricité atmosphérique exerce une certaine action sur l'organisme, puisque nous voyons tous les jours les personnes irritables, nerveuses, éprouver des mouvements d'inquiétude, de la lassitude, de l'abattement, aux approches d'un orage. Mais cela ne suffit pas pour prouver que l'électricité ait une action puissante dans la manifestation des épidémies cholériques.

Rappelons en peu de mots les observations les plus dignes d'attention faites pendant les épidémies de Choléra. A Moscou, en 1847, un orage qui annonce tous les ans la fin de l'hiver et le commencement du printemps éclata d'une manière intense et le Choléra ne se déclara pas. En 1848, cet orage habituel, observé depuis longues années, n'eut pas lieu, aussi le fléau Asiatique se développa et fit des ravages considérables. Enfin, le 7 juin de la même année, le Choléra envahit Saint-Pétersbourg et sévit avec intensité jusqu'à la nuit du 5 au 6 juillet. Cette nuit, un orage éclata et dès ce moment on remarqua que la maladie avait perdu de sa force. Pendant la durée de l'épidémie à Saint-Pétersbourg, la boussole fut agitée et les appareils magnétiques perdirent de leur intensité (Arago, C.-R., 28 août 1848). En France, à Berlin, à Hambourg, à Londres, de pareils faits n'ont pas été signalés pendant les épidémies désastreuses de 1832 et 1849. On rapporte qu'une diminution dans l'intensité de l'électricité atmosphérique fut bien constatée pendant l'épidémie cholérique qui se déclara à Bruxelles en 1849.

Dans les Pyrénées-Orientales, tout le monde a pu remarquer que les orages violents qui éclatent d'habitude durant les fortes chaleurs du mois de juillet et d'août, n'ont pas été observés l'été dernier (1854). Vers la fin du mois d'août, alors que l'épidémie avait atteint à Perpignan et dans un grand nombre de localités du département son summum d'intensité, un orage peu intense fut observé sans produire un effet bien appréciable sur la marche du Choléra. Un autre orage d'une intensité plus grande se manifesta le 9 octobre, vers midi. A cette époque, l'épidémie décimait la population de Ceret; depuis trois jours le chiffre des décès avait atteint des proportions considérables. Le 10 octobre, le nombre des cas et des décès subit une diminution assez sensible, cette amélioration persista les jours suivants et le Choléra cessa entièrement ses ravages vers le 20 octobre environ.

Pendant l'épidémie qui a régné à Toulon, durant les mois de septembre et octobre 1849, nous avons eu occasion d'observer vers la fin de septembre des orages assez violents, sans que nous ayons pu constater leur action sur la marche et l'intensité du Choléra. L'épidémie, qui n'avait pas encore acquis toute sa force, continua non-seulement ses ravages, mais redoubla d'intensité jusqu'aux premiers jours du mois d'octobre.

Quoi qu'il en soit de ces faits contradictoires, nous pensons que l'électricité atmosphérique peut jouer un certain rôle dans la manifestation du Choléra, mais on ne doit pas lui accorder toute l'importance que quelques médecins ont cru pouvoir lui donner. C'est principalement en Allemagne qu'on a attribué une grande puissance à l'électricité dans le développement du Choléra, puisque le docteur Harveng, en 1832, a cherché à expliquer les épidémies cholériques par les modifications de l'électricité de l'atmosphère. Ces idées purement hypothétiques provoquèrent des expériences nombreuses dont les résultats n'ont pas paru satisfaisants.

Influence des Vents.

Pendant que l'épidémie faisait ses plus grands ravages à Perpignan, nous avons observé que les vents d'est étaient plus fréquents que ceux du nord-ouest. Nous avons remarqué aussi que le vent nord-ouest *(Tramontane)*, qui était attendu avec impatience depuis long-temps, a amené, vers le commencement de septembre, une augmentation sensible dans l'intensité de l'épidémie cholérique. A Elne, le Choléra se déclara pendant que le vent d'est se faisait sentir; pareille observation a été faite à Saint-Cyprien, Estagel et Bages. Durant l'épidémie à Perpignan nous avons constaté, à différentes reprises, que l'apparition des vents nord-ouest déterminait une aggravation dans l'intensité de la maladie, tandis qu'à Ceret le Choléra acquit sa plus haute gravité pendant que les vents d'est et sud-est soufflaient avec force. Vers le 12 octobre, survint le vent nord-ouest qui produisit une amélioration sensible dans l'état sanitaire de la ville. Le vent nord-ouest a coïncidé avec quelques recrudescences bien marquées, mais il a été bien constaté que son influence n'a pas paru aussi fâcheuse que celle des vents nord-est, est et sud-est.

L'exposition des lieux, qui diffère par les vents qu'ils reçoivent, a été aussi l'objet d'une étude spéciale, sans que l'on ait pu établir que cette condition joue un rôle important sur l'intensité des épidémies. A Perpignan, le quartier Saint-Jacques, qui est le plus élevé de la ville et le plus exposé aux vents, est celui qui a le plus souffert. Le quartier Saint-Mathieu qui est plus abrité a été moins frappé, mais la différence de la mortalité a été peu sensible. Parmi le nombre des localités ravagées par le fléau, nous avons rencontré des lieux à l'abri des vents, d'autres battus par tous les vents. On voit, d'après ces faits, que l'exposition des lieux n'a pas une influence bien sensible sur le développement du Choléra et sur sa gravité, car dans notre département, l'épidémie s'est déclarée dans les points les plus variés par rapport à leur situation géographique. D'ailleurs, l'examen de la marche du fléau Indien, à travers des contrées si nombreuses et si différentes les unes des autres, ne permet pas de s'arrêter plus long-temps sur un pareil sujet pour en déduire des conclusions fondées.

Constitution Géologique du Sol.

En 1832, un géologue distingué, M. Boubée, communiqua à l'Académie des Sciences des recherches étendues sur la marche du Choléra comparée à la composition géologique des lieux où il avait exercé ses ravages. La conclusion de ce travail important était que les terrains primitifs sont généralement épargnés, tandis que les terrains tertiaires et d'alluvion sont les plus maltraités. Il résultait de ces recherches que pour se préserver du Choléra, les points les plus sûrs devaient être en France, la Bretagne, l'Auvergne, le Limousin, les Pyrénées et les Cévennes. Malheureusement les faits sont venus renverser complètement cette théorie, car Lyon, qui était désigné comme un lieu très-accessible au Choléra, a été presque toùjours épargné. Dans le département des Pyrénées-Orientales, le Choléra n'a pas été arrêté dans sa marche envahissante par la constitution géologique du sol. La ville de Collioure, qui est bâtie sur un terrain primitif, n'a jamais été épargnée toutes les fois que le Choléra a visité nos contrées, en 1835, 1837 et 1854. La ville de Ceret, qui a été décimée par le fléau indien, est située sur un terrain primitif bien apparent, surtout dans le vieux quartier qui a été le plus frappé. Le village de Laroque est bâti sur un terrain primitif (en grande partie), ce qui n'a pas empêché le Choléra de faire dans cette localité des ravages assez considérables. La mortalité a été aussi très-élevée à Nyer et à Eus, bien que ces petites localités soient construites sur des terrains primitifs.

Presque tous les villages situés dans la Salanque, terrain d'alluvion par excellence, ont été atteints à des degrés différents. Les ravages faits dans ces localités n'ont pas été plus considérables que dans celles qui sont placées sur des terrains primitifs; en 1835 et en 1837, le choléra s'est montré comme cette année dans des lieux différents par la nature de leur sol. Cependant à ces époques les terrains primitifs n'ont pas été aussi maltraités que les terrains secondaires et tertiaires. Une seule partie du département des Pyrénées-Orientales, la Cerdagne Française, a été à l'abri du fléau asiatique, bien que cette contrée ne soit pas uniquement composée de terrains primitifs, puisqu'on y trouve des calcaires anciens, des calcaires secondaires, des schistes de transition, des schistes micacés et des terrains tertiaires.

Influences Hygiéniques. — Salubrité.

Bien que les causes d'insalubrité puissent avoir une grande influence sur l'intensité de l'épidémie, elles ne doivent pas être considérées comme capables de provoquer le développement du

Choléra. En effet, si on a eu occasion d'observer que les lieux salubres, c'est-à-dire ceux qui réunissent les conditions d'espace, de propreté, d'aération, ont été moins maltraités que ceux qui offrent des conditions hygiéniques entièrement opposées, on a vu aussi bien souvent les épidémies se déclarer plutôt dans les quartiers les plus sains. A Perpignan, les premiers cas de Choléra n'ont pas été observés dans les parties les plus insalubres de la ville (Faubourg, place Napoléon, place au Blé).

La mortalité a été en général plus élevée dans les quartiers composés de rues sales, humides, mal aérées. Nous avons remarqué aussi que des rues très-propres, larges, habitées par des personnes aisées, ont été aussi maltraitées que celles qui offrent des causes actives d'insalubrité. Pour nous borner à des exemples pris sous nos yeux, nous pouvons citer la rue Saint-Martin, une des plus belles, des plus larges et des plus propres de Perpignan, qui a été aussi frappée que la rue du Puits des Chaînes, qui est pauvre, sinueuse et étroite. La rue St.-Sauveur, spacieuse, habitée par des personnes aisées, presque toujours propre, plus atteinte que la rue de la Ferraille, ruelle infecte, privée d'air et de soleil.

Les lieux bas, enfoncés, humides, ne doivent pas être considérés comme les plus accessibles à l'influence épidémique, car nous avons sous les yeux des observations nombreuses qui prouvent le contraire. Dans l'arrondissement de Ceret, nous avons vu le Choléra sévir avec intensité à Laroque, village très-élevé et très-salubre, tandis que Sorède, qui est dans une situation opposée, a été épargné complètement. Ceret est situé sur un plateau élevé, découvert, il a été décimé, tandis que Maureillas et Saint-Jean-Pla-de-Cors, placés dans un bas fonds, ont été à l'abri du fléau indien ; Saint-Jean-Pla-de-Cors n'a eu que quelques cas de Choléra.

Malgré les exceptions et les anomalies que nous venons de signaler, il est permis de considérer en général les lieux bas et humides, les logemens obscurs, sans air, les rues étroites, malpropres, où les habitants pauvres sont agglomérés, comme des causes capables sinon de provoquer l'explosion du Choléra du moins d'aggraver les ravages de cette cruelle maladie. Des quatre quartiers dont se compose la ville de Perpignan, Saint-Jacques est celui qui a le plus souffert pendant l'épidémie. Or, les maisons de cette partie de la ville offrent des conditions très-mauvaises ; les rez-dechaussées sont destinés à des écuries (où l'on trouve réunis âne, cochon, chevaux, etc.) qui répandent une odeur des plus repoussantes, surtout pendant les fortes chaleurs de l'été. La population qui habite la paroisse Saint-Jean, quartier qui présente des conditions d'hygiène convenable, a été beaucoup moins éprouvée que Saint-Jacques pendant cette dernière épidémie, comme aussi en 1837.

Nous devons encore signaler une autre cause puissante d'insalubrité; nous voulons parler des émanations de diverse nature qui ont été considérées comme pouvant vicier l'atmosphère et provoquer ainsi l'explosion du Choléra. Nous avons visité un grand nombre de villages ravagés et nous avons pu constater, à cet égard, des anomalies sensibles au point de vue de l'action des causes infectieuses. A Saint-Laurent-de-la-Salanque, on trouve dans la plupart des rues des eaux croupissantes qui répandent une odeur infecte ; cette cause d'insalubrité n'a exercé aucune influence sur les ravages de l'épidémie. A Villelongue-de-la-Salanque, au contraire, les émanations mauvaises qui se dégagent des eaux stagnantes, qui sont autour du village, ont paru augmenter l'intensité du Choléra. A Torreilles, où existent aussi des causes d'infection autour du village, la mortalité a atteint un chiffre assez élevé, tandis qu'à Baixas, où l'on n'observe pas des causes insalubres de cette nature, l'épidémie a sévi avec beaucoup de violence. Plusieurs localités, qui se trouvent dans des conditions analogues à celle de Baixas, ont aussi beaucoup souffert pendant l'épidémie.

Malgré l'incertitude de ces observations, relativement à l'influence de l'insalubrité des villes et des villages, on doit regarder les causes d'infection comme ayant une action très-appréciable sur les ravages du fléau asiatique. Il est impossible de ne pas admettre que dans toutes les localités où résident des causes d'insalubrité, telles que des émanations putrides, de nature végétale ou autre, ces influences soient sans effet sur la marche du Choléra. D'ailleurs les changements considérables que l'on a exécutés dans les grands centres de population, comme à Paris, par exemple, ont produit déjà d'excellents résultats. On ne saurait donc attacher trop d'importance aux travaux d'assainissement, qui ont une grande influence pour diminuer l'intensité des épidémies de Choléra.

Tous les médecins n'accordent pas la même importance à l'influence des causes infectieuses. Quelques-uns admettent que les causes que nous signalons peuvent être assez puissantes pour produire le développement du Choléra. En admettant cette opinion comme fondée, le fléau devrait se déclarer principalement dans les lieux où existent des émanations délétères de toute nature. Or, l'observation attentive des faits et l'expérience ont prouvé que les choses ne se passaient pas toujours ainsi : Que dans certaines villes, le Choléra exerce ses ravages dans les quartiers où se trouvent réunies des causes puissantes d'infection, pour se porter ensuite dans les quartiers plus sains, il n'y a là rien qui puisse nous surprendre. On conçoit facilement que les individus qui respirent un air vicié par les exhalaisons délétères soient plus aptes à éprouver l'influence épidémique que ceux qui sont dans des conditions meilleures. D'ailleurs, si le Choléra pouvait se développer sous l'influence des causes infectieuses, on pourrait provoquer à volonté l'explosion de cette maladie, en réunissant dans le même point les conditions capables d'engendrer des foyers d'infection. On pourra faire naître le typhus avec ces éléments, c'est un fait aujourd'hui hors de contestation, mais nous ne pensons pas que le Choléra puisse se déclarer par la présence sur un lieu quelconque des causes d'infection les plus puissantes.

PROFESSIONS.

Raymond, de Marseille, avait remarqué que les ouvriers qui travaillent à des métiers sordides, dans des fabriques remplies de vapeur, tels que les amidonniers, les tanneurs, les chapeliers, etc., sont moins sujets aux maladies populaires. Cole de Bellona rap- « porte que dans la peste si meurtrière de 1348, les personnes oc- » cupées à des métiers sales, ne furent pas atteintes de la contagion. » Les professeurs Dubreuil et Rech, de Montpellier, déclarent dans leur rapport, que pendant l'épidémie qui sévit avec tant de violence en 1835, dans le Var, les Bouches-du-Rhône, aucune profession n'a été plus maltraitée que les autres. Cependant ces médecins affirment, sur l'autorité du docteur Robert, de Marseille, que sur 400 marchands d'huile que l'on comptait alors dans cette cité, pas un seul n'a été victime de l'épidémie. A Perpignan, parmi les ouvriers employés aux tanneries, il n'y a eu qu'un seul décès durant le cours de cette épidémie. Dans les relevés que nous avons faits des registres de décès de l'état civil de la ville de Perpignan, nous avons pu nous apercevoir que la profession de jardinier avait été plus maltraitée que les autres.

Après les jardiniers viennent les brassiers, les blanchisseuses et les ouvriers en général. Tout se réduit en définitive aux différences de la position sociale et aux conditions de bien-être. Dans tous les temps et dans tous les lieux, on a vu que les individus qui sont obligés de se livrer à des travaux rudes et pénibles, comme ceux qui sont en proie aux souffrances de la pauvreté, ont fourni un plus grand nombre de victimes.

Dans plusieurs localités du département, nous avons cru remarquer que le Choléra avait d'abord sévi sur des individus qui, après avoir travaillé pendant le jour au soleil, avaient mis les pieds dans l'eau pour arroser pendant une partie de la nuit. Ces personnes étaient bientôt prises de coliques vives, de crampes violentes et plus tard de tous les symptômes du Choléra Asiatique. A Ille, Canohès, Millas, Le Soler, Thuir, Toulouges, Corneilla-de-la-Rivière, etc., les premières victimes du Choléra étaient des individus qui avaient arrosé les champs après de fortes fatigues, éprouvées le jour aux ardeurs du soleil.

Sans attacher à ces faits une grande importance, on ne peut méconnaître l'influence de l'immersion dans l'eau froide d'une partie du corps, fortement échauffée par un soleil ardent. On conçoit aisément que l'action prolongée de l'eau froide peut, dans ces circonstances, produire des troubles plus ou moins considérables dans les fonctions digestives. Nos paysans de la campagne sont en général habitués à arroser en été en mettant les pieds dans l'eau froide. Dans les temps ordinaires ils ne ressentent aucun effet fâcheux de ce travail, mais durant le règne du Choléra, on comprend qu'il puisse avoir des conséquences fâcheuses et provoquer le développement de cette affection épidémique, surtout s'il existe une certaine prédisposition.

Nous bornons-là ce que nous avions à dire sur les professions, envisagées au point de vue de leur action sur le développement du Choléra; nous aurons occasion de revenir plus tard sur ce sujet en parlant des professions qui donnent de fréquents rapports avec les cholériques.

RÉGIME.

Le régime alimentaire ainsi que le genre de vie jouent un grand rôle dans l'étiologie du Choléra. La manière de vivre a eu dans cette épidémie une large part et a contribué peut-être à aggraver les progrès du mal. Nous avons eu occasion de constater très-souvent des cas de Choléra qui étaient attribués avec raison à l'usage immodéré de fruits non mûrs. On a sans doute exagéré l'influence des fruits : on a dit que l'usage de certains fruits provoquait le Choléra ; on a répété bien souvent que les fruits étaient gâtés et que c'était pour ce motif qu'ils étaient nuisibles à la santé. Ces assertions ne me paraissent pas bien fondées ; il n'est pas nécessaire d'ailleurs d'invoquer une altération du fruit pour expliquer son influence sur le développement de la maladie asiatique. Tous les fruits en général produisent un effet laxatif plus ou moins marqué, selon l'usage qu'on en fait ; là, se borne l'action des fruits sur les organes digestifs. Ce fait étant admis , il n'y a rien d'étonnant que le Choléra frappe de préférence les personnes qui se donnent la diarrhée en faisant un usage immodéré de fruits.

Les privations qui résultent de la misère ont exercé une grande influence dans certains villages de notre département. Nous pourrions citer de nombreux exemples qui confirmeraient cè que nous avançons. Dans plusieurs localités, la mortalité a été très-considérable chez les personnes dont l'alimentation est insuffisante, tandis qu'elle a été presque nulle parmi les individus vivant dans des conditions meilleures. La privation du vin chez beaucoup de personnes, principalement chez les travailleurs de la campagne, a peut-être aussi une action que nous ne devons pas passer sous silence. Tout individu qui est exposé, pendant la journée, aux ardeurs du soleil en travaillant, doit éprouver, par le fait de cette double excitation, le besoin de soutenir davantage ses forces. Le vin est sans contredit le meilleur des toniques dans ces circonstances. S'il vient à manquer, on conçoit que l'économie doive tôt ou tard ressentir les effets de cette privation. Le manque de vin est plus sensible pendant les fortes chaleurs de l'été que dans les autres saisons ; il est plus facile à apprécier chez les individus dont la nourriture est déjà insuffisante que chez ceux dont l'alimentation est bonne et réparatrice. La suppression d'une habitude ancienne doit être aussi tenue en ligne de compte ; on comprend facilement que des personnes qui sont habituées à boire du vin depuis leur enfance ne puissent pas en être sevrées brusquement sans inconvénients graves pour leur santé.

Une alimentation insuffisante a été considérée de tout temps comme une cause occasionnelle du Choléra asiatique. Ce fait est aujourd'hui hors de toute contestation depuis que l'on a observé à différentes reprises une recrudescence de l'épidémie, à Constantinople, à l'époque du Rhamazan, où la religion commande un jeûne absolu et prolongé. On conçoit facilement que l'insuffisance dans le régime alimentaire exerce une certaine influence en temps d'épidémie surtout, car alors l'économie doit soutenir une lutte incessante contre l'agent morbide. Dans quelques communes de l'arrondissement de Prades, les habitants, quoique mal nourris, ont été à l'abri du Choléra. Cette observation semble prouver que l'on peut tenir compte de l'alimentation pour expliquer les ravages de cette maladie, mais qu'on ne doit pas considérer l'insuffisance ou la mauvaise qualité des aliments comme une cause capable de déterminer l'apparition du Choléra. D'ailleurs, on sait depuis long temps que les maladies produites par une alimentation vicieuse restent pour ainsi dire attachées aux lieux qui leur ont donné naissance, elles ne se répandent pas au loin comme le Choléra.

Les écarts de régime, les excès de table et l'abus des liqueurs alcooliques, méritent d'être mentionnés ici, car ils ont été souvent la cause occasionnelle du Choléra. Nous pourrions citer plusieurs villages du département où l'épidémie a commencé à acquérir une grande intensité à la suite des fêtes locales, pendant lesquelles des écarts dans le régime ont toujours lieu. Nous avons observé quelques cas foudroyans qui se sont déclarés après des excès de table. Des faits semblables ont été constatés par nous à Toulon, pendant le Choléra qui a sévi dans cette ville en 1849. Le régime doit occuper une place importante dans l'étiologie du Choléra épidémique. Dans le département des Pyrénées-Orientales, le mauvais choix des alimens, l'alimentation insuffisante, l'usage de fruits mal mûris, de substances de digestion difficile, ont joué un grand rôle dans l'extension de la maladie asiatique. C'est sans doute à l'influence du régime bien dirigé que nous devons attribuer l'immunité complète dont ont joui les prisonniers de la maison d'arrêt de Perpignan, ainsi que les personnes du Bon-Pasteur de cette ville. Ce n'est pas l'alimentation recherchée qui a préservé le Bon-Pasteur du Choléra, car le régime, au dire du médecin de cette maison, laisse beaucoup à désirer. L'habitude d'une vie réglée en commun, une grande surveillance sont les seules causes qui ont préservé cet établissement de l'épidémie. Les détenus de la prison civile se trouvaient dans des conditions plus fâcheuses que les filles du Bon-Pasteur à cause des chagrins et des soucis qu'éprouvent les prisonniers.

Malgré cela, le régime bien ordonné a aussi montré dans ce cas toute sa puissance. Notre collègue de l'arrondissement de Prades a remarqué aussi que les prévenus de la prison de cette ville avaient été complètement épargnés.

Les élèves du collége et des autres établissements publics de la ville ont été complètement à l'abri de l'épidémie. L'école normale a été la seule maison d'éducation envahie, et le Cholera a fait des ravages intenses qui ont nécessité l'évacuation immédiate de cet établissement. Plusieurs causes nous ont semblé favoriser le développement du Choléra dans cette maison : une des principales nous paraît résider dans la situation peu hygiénique de cet établissement et surtout sa position dans un quartier qui a été un des foyers de l'épidémie.

INFLUENCES CONSTITUTIONNELLES.

Bien qu'aucun âge n'ait été à l'abri de l'épidémie, tous n'ont pas été également maltraités. Ainsi les enfants à la mamelle ont été généralement épargnés. Sur un chiffre de 350 décès cholériques, nous avons constaté quatre décès seulement provenant d'enfants en bas-âge. Les enfants âgés de moins de sept ans n'ont pas beaucoup souffert. Les enfants au-dessus de cet âge ont été plus maltraités, néanmoins la mortalité n'a pas atteint parmi eux un chiffre bien considérable. A Perpignan, sur 250 décès cholériques déclarés à domicile, nous avons constaté 10 enfants âgés de plus de sept ans. En général, dans tout le département, la mortalité a été peu élevée chez les enfants de tout âge, comme on peut s'en convaincre en jetant les yeux sur notre tableau général. L'âge mûr a été plus maltraité que les autres, le plus grand nombre des victimes a été fourni par les individus appartenant à cet âge. Sur 204 décès survenus depuis le 4 août jusqu'au 15 septembre, la mortalité a été répartie de la manière suivante :

1° De 30 à 60 ans, 97 décès.
2° De 60 à 90 ans, 56 décès.
3° De 15 à 30 ans, 35 décès.
4° De 15 à 5 ans, 12 décès.
5° De 5 à 1 an, 4 décès.

TOTAL, 204 décès.

Relativement à la prédisposition au Choléra , nous avons observé entre les deux sexes une différence bien sensible, qui a été
presque constante dans toutes les localités ravagées par le Choléra
asiatique. En général, les hommes ont été moins maltraités que
les femmes, dans les trois arrondissements. Les exceptions ont
été peu nombreuses. Ce fait observé dans toute une contrée
mérite notre attention; il semble prouver que dans l'étude
étiologique du Choléra , on doit avoir égard à l'influence de la
constitution et du tempérament pour expliquer la prédisposition
à cette maladie.

Les individus épuisés par des maladies antérieures ont été
souvent les premières victimes dans les villages et dans les villes
envahies par le Choléra. A Perpignan, les premiers cas de Choléra furent constatés sur des personnes atteintes de maladies
organiques. Il y a quelques exceptions à cet égard, puisque nous
avons observé , au commencement de l'épidémie à Perpignan
comme dans quelques villages, des individus vigoureux et bien
portants être les premières victimes de la maladie régnante. Les
personnes atteintes de lésions organiques des poumons n'ont pas
été complètement à l'abri du Choléra, cependant les cas observés
chez des phthisiques n'ont pas été bien nombreux. La phthisie
pulmonaire n'a pas été, que nous sachions, une cause prédispo-
sante comme nous l'avons remarqué en 1849 à Toulon. A cette
époque tous les malades de l'hôpital civil, atteints de phthisie
pulmonaire, ont succombé au Choléra.

Passions Morales.

Les affections de l'âme, dont l'effet est débilitant comme la
crainte, par exemple, ont été considérées depuis long temps comme
des causes prédisposantes du Choléra. Chez les individus dominés
par la peur, l'activité nerveuse est affaiblie, toutes les fonctions
languissent, les secrétions et la transpiration s'exécutent mal, le
ventre est relâché, il survient une débilitation considérable de
l'estomac, formation de gaz dans l'intestin. On comprend que les
personnes qui offrent cet état d'affaissement sont plus aptes que les
autres à subir l'influence épidémique. Mais on a exagéré, selon
nous, l'influence de la crainte, car nous avons vu dans plusieurs
localités ravagées par le Choléra des personnes connues par une
pusillanimité excessive être à l'abri de l'épidémie, tandis que des

individus doués de beaucoup d'énergie morale étaient frappés. Si les passions morales étaient réellement des causes du Choléra, combien d'individus pleins de vie aujourd'hui seraient morts de cette maladie. Combien de personnes n'avons-nous pas vues perdre l'appétit, le sommeil, être sans cesse tourmentées par la crainte de la maladie, sans être pour cela atteintes par l'épidémie.

Si les causes morales n'influent pas beaucoup sur le développement du Choléra chez tel ou tel autre individu, elles agissent d'une manière puissante chez les personnes atteintes de la maladie régnante et même chez celles qui ont quelques dérangements du tube digestif. Nous avons eu occasion d'observer maintes fois les effets désastreux de la crainte. Dans plusieurs villages, et principalement à Saint-Féliu-d'Availl, les cholériques présentaient un état d'affaissement général qui était le résultat de la crainte de la mort. Cet état moral a produit de funestes résultats dans nos campagnes. Aussi on ne saurait trop encourager les personnes dévouées qui, pendant l'épidémie, ont oublié toute considération personnelle et sont allées spontanément prodiguer des soins aux cholériques et ranimer leur courage.

CONTAGION.

Avant de parler de la contagion, il importe que l'on soit bien fixé sur la véritable signification que l'on doit ajouter à ce mot. On appelle maladie contagieuse celle qui peut se transmettre de l'individu malade à l'individu sain, par suite d'un contact médiat ou immédiat. Ainsi donc, toute maladie qui réunira ces deux conditions indispensables, c'est-à-dire l'élaboration dans le sujet malade d'une matière morbifique et la possibilité de se reproduire par contact médiat ou immédiat sera placée à bon droit dans la classe des affections transmissibles. Ces deux conditions n'ayant pas paru suffisantes, certains médecins en ont admis une troisième, la prédisposition. Il est certain que la prédisposition au Choléra existe comme pour toutes les maladies en général, mais comme cette manière d'être ne peut guère être reconnue qu'après coup, c'est-à-dire après la manifestation de la maladie, il est bien difficile de s'entendre sur ce point. Si la nature du Choléra était bien connue, la prédisposition serait alors facile à apprécier. Malheureusement la science n'est pas encore parvenue à ce degré de perfection. Nous pouvons admettre la prédisposition au Choléra, sans abuser de ce mot, comme le font quelques médecins pour faire prévaloir leurs opinions.

La propagation des foyers dits épidémiques ne doit pas être confondue avec la véritable contagion. Le Choléra, comme toutes les maladies pestilentielles, constitue quelquefois en se développant des foyers qui peuvent s'étendre ou se déplacer. Ce mode de propagation doit être bien distinct de la contagion, comme l'a établi M. A. Tardieu, bien qu'il existe entre le déplacement des foyers épidémiques et la contagion une grande analogie. Dans le premier cas, le Choléra se déclare dans une ville après l'arrivée d'un corps d'armée ou d'un vaisseau ravagés, ou venant seulement d'un pays décimé par le fléau Asiatique, attaque indistinctement un certain nombre de personnes, tandis que dans le second cas la maladie réellement contagieuse, importée par un ou plusieurs individus dans une localité, ne frappe que ceux qui ont des rapports avec les cholériques, et l'on peut suivre alors pas à pas le développement de l'épidémie. Des faits plus ou moins nombreux ont été relatés et constatent l'extension de la maladie Asiatique par transport du foyer épidémique.

Il existe encore une autre espèce de contagion, qui agit par l'intermédiaire de l'air, qui est le véhicule des exhalaisons délétères; celle-ci a reçu le nom de contagion miasmatique. Le séjour plus ou moins prolongé dans l'atmosphère d'individus atteints de Choléra et le rôle intermédiaire de l'air, sont les deux conditions indispensables pour constituer cette espèce de contagion. Ce mode de transmissibilité a été admis par des hommes très-recommandables, qui croient à l'existence des miasmes cholériques capables d'engendrer une maladie semblable à celle dont ils proviennent. Cette opinion, qui compte de nombreux partisans, s'appuie sur une hypothèse qui est bien admissible, sans doute, mais elle est en désaccord avec un grand nombre de faits rigoureusement observés.

Après l'énumération des différentes espèces de contagion admises par la plupart des auteurs, nous allons relater les faits que nous avons pu recueillir concernant cette importante question.

Nous ne croyons pas devoir insister longuement pour prouver que la contagion proprement dite n'a joué aucun rôle dans la production du Choléra, ainsi que dans l'extension de cette maladie. Ainsi à Perpignan, la première victime du Choléra a été un soldat de la garnison qui succomba le 29 juillet. Le second cas fut observé au Faubourg, sur la fille E..., âgée de 24 ans, qui mourut dans l'espace de quelques heures ; le troisième cas se déclara chez la femme R..., de la place au Blé ; le quatrième fut constaté au Faubourg, chez le nommé Grammont, marchand de bestiaux ; le cinquième eut lieu à la place Napoléon. On voit par ces citations, dont nous pouvons au besoin garantir l'authenticité, que le Choléra a débuté à Perpignan par des cas isolés et que les personnes qui ont été les premières victimes de l'épidémie, n'avaient eu bien positivement aucune communication entre elles, ni avec des sujets atteints de Choléra.

Si maintenant nous envisageons dans son ensemble l'épidémie qui a ravagé notre département, nous ne rencontrerons aucun fait favorable à la doctrine contagioniste. En effet, le Choléra s'est montré en même temps sur différents points du Roussillon. Dans l'arrondissement de Perpignan, l'épidémie a paru à peu près à la même époque : à Fourques (27 juillet), à Perpignan (28 juillet), à Canet (29 juillet); de là à Saint-Laurent-de-la-Salanque (4 août), Saint-Estève (4 août), Toulouges (5 août), Saint-Féliu-d'Amont (4 août) ; en troisième lieu, à Cabestany (7 août), Villelongue-de-la-Salanque (8 août) ; Bonpas (9 août), Corbère (9 août), Salses (10 août), Tautavel (11 août) et Millas (12 août). Dans l'arrondissement de Prades, l'épidémie a commencé à Ille, le 30 juillet, de là elle s'est répandue successivement et dans l'espace de peu de jours dans un grand nombre de localités. Enfin dans l'arrondissement de Ceret, le Choléra a paru le même jour sur deux points bien différents sous tous les rapports et n'ayant pas de fréquentes relations, je veux parler de Collioure et Laroque.

Ces faits nous paraissent bien suffisants pour prouver que la contagion ne peut être invoquée pour expliquer l'apparition et le développement du Choléra dans les localités envahies. Dans tous les villages que nous avons visités, nous avons demandé aux médecins si les premières victimes de l'épidémie avaient eu des relations avec des cholériques des localités voisines, leurs réponses ont toujours été négatives. Nous avons nous-même interrogé avec soin les malades dans plusieurs communes atteintes, nous avouons n'avoir jamais pu constater des faits certains établissant l'existence de la contagion.

Quelques jours après que l'épidémie se fut déclarée à Perpignan et dans quelques localités importantes, surtout à Ceret, plusieurs personnes ont quitté brusquement leur résidence pour se soustraire à l'influence épidémique et sont allées dans des villages de la montagne plus ou moins éloignés du centre du fléau

Indien. Ces différentes personnes venant d'un lieu ravagé par le Choléra auraient pu emporter en quelque sorte l'élément épidémique et favoriser ainsi son extension. Or, nos informations nous ont appris que la maladie régnante ne s'est pas déclarée dans les lieux fréquentés par les fuyards. Voici les faits : Vers la fin du mois d'août, M. X..., de Prades, et une femme de Vinça, cherchant à éviter la maladie régnante, vinrent à Vernet-les-Bains, où ils succombèrent au Choléra un jour ou deux après leur arrivée. Dans ces circonstances, il était à craindre que l'épidémie ne se manifestât parmi les habitants de Vernet, c'est ce qui heureusement n'est pas arrivé, car il n'y a eu dans cette localité que les deux cas que nous venons de faire connaître. Quelques jours après, deux individus fuyant l'épidémie sont allé résider à Odeillo, dans le canton de Saillagouse, où ils ont succombé à la maladie régnante sans la communiquer aux personnes qui ont eu des relations avec eux, puisqu'il n'y a eu dans ce village que ces deux cas étrangers à la commune. Au commencement du mois de septembre, deux personnes d'Olette, croyant se soustraire au Choléra, sont venues se réfugier à Formiguères et aux Angles, dans le canton de Mont-Louis; elles n'ont pas tardé à succomber présentant tous les symptômes du Choléra, sans que cette maladie se soit déclarée parmi les habitants de ces deux villages.

Nous pourrions citer des faits analogues à ceux que nous venons de relater, s'il était nécessaire de multiplier les preuves pour démontrer que le Choléra n'a pu se propager dans plusieurs localités de notre pays par voie de contagion. Toutefois, il nous semble utile de faire connaître quelques observations concernant l'extension de la maladie dans certains points ravagés. Quelques-uns de ces faits sont en apparence favorables à la doctrine des contagionistes; nous tenons à les rapporter afin que les partisans de la transmissibilité du Choléra ne puissent pas nous reprocher d'avoir omis des faits qui semblent s'accorder avec leur manière de voir. Dans plusieurs localités du 'département, nous avons remarqué que le Choléra exerçait quelquefois ses ravages de préférence dans certaines rues et dans certaines maisons. Notre collègue de l'arrondissement de Prades a aussi observé qu'en se déclarant dans une commune le Choléra sévissait d'abord dans un quartier, pour envahir plus tard la plupart des rues. A Ille, Vinça, Eus, Ria, etc., la maladie a affecté cette manière de progresser. Nous avons observé aussi que le Choléra avait sévi avec beaucoup d'intensité dans certaines familles, au point que la

4

plus grande partie de leurs membres avaient successivement péri victimes de la maladie régnante. A Millas, l'épidémie a semblé se concentrer d'abord dans une rue où déjà elle avait paru en 1835. Plus tard, les autres rues du village ont eu aussi leurs cholériques. Dans ectte localité, nous avons rencontré dans une maison, présentant des conditions hygiéniques fâcheuses, trois personnes frappées l'une après l'autre par la maladie régnante; c'étaient le père, la mère et le fils aîné. Nous avons cherché à nous rendre compte du développement successif du Choléra dans cette famille. Nous avons appris que la maladie s'était déclarée le même jour chez le père et la mère déjà avancés en âge. Quant au fils, il fut saisi deux jours après de vomissements avec refroidissement général, tandis qu'il était occupé aux travaux des champs. Ce fait nous paraît trouver une explication naturelle dans le caractère épidémique du Choléra; il est loin de prouver, selon nous, que le père ou la mère aient communiqué leur maladie au fils, puisqu'il passait la plus grande partie de la journée loin de ses parents. D'ailleurs, dans toutes les épidémies de Choléra on a remarqué une sorte d'élection du fléau pour certaines familles plutôt que pour d'autres. A Thuir, à Baixas, Villelongue-de-la-Salanque et Ceret, nous avons eu occasion de voir le Choléra attaquer plusieurs membres d'une même famille qui sont morts les uns après les autres dans l'espace de peu de jours. Ces faits seraient des preuves en faveur de la contagion, si on les avaient constatés avant la manifestation du Choléra dans la localité où on les a observés; ainsi, par exemple, si à Baixas ou à Thuir les premiers cas avaient été observés dans une même maison; si, en outre, les personnes étrangères, qui auraient donné des soins aux malades, avaient succombé à leur tour; si enfin, à partir de ce moment, le Choléra s'était répandu dans le village, il serait alors impossible de ne pas admettre que la maladie ait été transmise directement d'un individu à un autre et se soit étendue par voie de contagion. Or, à Millas, à Thuir, à Baixas, à Ceret, à Villelongue-de-la-Salanque, les faits que nous venons de rapporter ont été observés après l'explosion du fléau asiatique.

Ces diverses observations ne nous paraissent pas favorables à la doctrine contagioniste, car en examinant avec attention les faits rapportés plus haut, on peut voir qu'il est facile de s'en rendre compte sans avoir recours à la nature contagieuse de la maladie. En effet, pour trouver dans ces observations des preuves favorables à la contagion, il serait nécessaire que le Choléra, après avoir éclaté dans une famille, s'étendît de là à différents individus qui auraient eu des rapports intimes avec les premiers malades. Nous avons signalé à Millas une famille où trois membres avaient été atteints successivement de Choléra ; deux furent frappés le même jour, le troisième deux jours après. Or, avant l'apparition de ces trois cas, il y avait eu deux ou trois décès dans la ville et trois cas nouveaux antérieurs à ceux dont nous parlons.

C'est principalement dans les petites localités que l'on peut bien étudier le développement d'une maladie et s'assurer si elle est de nature contagieuse. Le 22 août, nous nous sommes rendu à Pollestres, petit village de 350 habitants, qui a été si cruellement éprouvé ; M. Pomayrol, officier de santé, qui a donné des preuves de zèle et de dévoûment, nous fit voir deux malades chez lesquels le Choléra s'était manifesté après des rapports, nous disait-on, avec les premières victimes de l'épidémie. Nous avons interrogé ces deux cholériques qui nous ont appris qu'ils avaient déjà la diarrhée prémonitoire, c'est-à-dire qu'ils subissaient l'influence de la maladie régnante lorsqu'ils sont allés auprès des personnes frappées par l'épidémie. Le 27 août, quelques cas s'étant déclarés dans cette commune, nous eûmes de nouveau occasion de nous y transporter. Parmi les six cholériques que nous avons visités, se trouvait le garde-champêtre de la commune, qui était tombé malade après avoir passé une partie de la nuit à frictionner le Curé du village, qui succomba dans l'espace de 24 heures. Le Maire de Pollestres, qui nous a donné ces renseignements, nous dit aussi que le garde avait l'habitude de s'adonner aux boissons alcooliques et qu'il était en outre atteint de diarrhée depuis plusieurs jours, sans vouloir changer sa manière de vivre et ses habitudes.

Le 6 septembre, nous avons observé à Thuir deux cas de Choléra chez deux personnes qui avaient donné des soins aux nombreux malades de la commune ; l'une d'elles était tombée malade après avoir eu des rapports journaliers avec des cholériques depuis le commencement de l'épidémie ; l'autre avait passé une partie de la nuit précédente auprès d'un de ses parents atteint de Choléra. Ces deux malades ressentaient déjà depuis quelques jours l'influence épidémique : le premier, homme robuste, âgé de 45 ans environ, demeurait dans une maison de la place publique de Thuir, il avait la diarrhée et ne discontinuait pas d'aller porter secours aux cholériques ; l'autre n'avait pas la diarrhée, mais il éprouvait depuis quelques jours du malaise, un sentiment de pesanteur à l'épigastre, de l'oppression, des envies de vomir, etc.. Nous ne pensons pas qu'on puisse compter ces faits en faveur de la contagion, car ils trouvent en dehors de cette cause une explication plus naturelle dans le caractère épidémique de la maladie régnante. En effet, peut-on attribuer à la contagion des cas de Choléra observés sur des individus qui sont soumis à l'action d'une même cause générale et éprouvant déjà les effets de cet agent morbide ? Doit-on considérer comme contagieuse une maladie qui débute par des cas isolés, qui attaque indistinctement la plupart des habitants d'une localité, bien que parmi eux plusieurs s'isolent et rompent ainsi toute communication avec les cholériques ? Doit-on enfin regarder comme transmissible une maladie qui n'atteint qu'accidentellement les personnes qui ont des rapports continuels avec les cholériques, comme, par exemple, les membres du corps médical, du clergé, les sœurs hospitalières, les infirmiers, etc. ? Non sans doute. Les faits que nous venons de passer en revue prouvent avec évidence que l'épidémie cholérique qui a ravagé le département des Pyrénées-Orientales, ne s'est pas propagée au moyen de la contagion, car elle n'a offert aucun des caractères des maladies contagieuses. En effet, ces maladies se développent lentement et par suite de rapports même les plus légers qui ont lieu, soit immédiatement entre des personnes qui étaient restées à l'abri de leur action et celles qui ont été déjà atteintes, soit médiatement au moyen de corps imprégnés de matières excrétées par les individus contagiés. En général, elles s'étendent de proche en proche, on peut remonter à leur point de départ, elles peuvent être transportées dans tous les temps et dans tous les lieux. Dans la contagion, dit M. Bousquet, on signale toujours un premier malade d'où sont sortis tous les autres. C'est comme un incendie qui se communique de proche en proche et qui dévore tout ce qui est à la portée des flammes.

Lind avait cru concilier les faits contradictoires observés concernant la contagion de la fièvre jaune, en supposant que cette maladie offre quelquefois un caractère bénin et dépourvu de contagion, tandis que dans d'autres circonstances elle revêt un caractère bien différent et est alors contagieuse. Le professeur Caizergues, de Montpellier, considère aussi la contagion comme un caractère accidentel et relatif, qui exige le concours de certaines circonstances générales ou individuelles difficiles à déterminer. M. Bégin professe à peu près la même opinion; il considère la contagion comme n'étant pas toujours liée aux maladies réputées transmissibles.

Nous n'avons pas la prétention de vouloir contester les faits de contagion cités par des hommes dignes de foi, ni l'opinion des médecins éminents que nous venons de faire connaître. Nous avons voulu prouver que le Choléra qui a régné dans le Roussillon, en 1854, n'était pas de nature contagieuse. On conçoit que durant le cours d'une maladie essentiellement épidémique comme le Choléra, on observe quelques faits pouvant trouver une explication par la contagion. Dans ces circonstances, il nous sera encore permis de demander aux partisans de la contagion pour quel motif ils attribuent le développement de la maladie chez tel ou tel autre individu plutôt à ce mode de propagation qu'à l'action générale épidémique. Lorsqu'une épidémie est précédée par des phénomènes avant-coureurs comme le Choléra ; quand, après l'explosion du fléau indien sur une grande étendue, la maladie devient si générale que presque tous les sujets en subissent l'influence, comme cela a été observé dans notre département, je suis à me demander si on est autorisé alors à considérer les cas de Choléra déclarés après des rapports avec des cholériques comme le résultat de la contagion.

Nous avons eu occasion d'étudier le Choléra dans les hôpitaux de Toulon en 1849 ; nous n'avons pas pu constater alors le caractère absolument contagieux de cette maladie. Aujourd'hui nous venons d'observer l'épidémie cholérique sur un plus grand théâtre, sans que nous ayons pu recueillir des preuves en faveur de la contagion. Notre collègue, le docteur Em. Bonafos, médecin en chef de l'hôpital civil, n'a pu saisir comme nous le caractère contagieux du Choléra. Il nous est donc permis de penser, d'après ces faits nombreux, que le Choléra est une maladie essentiellement épidémique, qui ne se propage pas habituellement par voie de Contagion. Selon nous, ce mode de propagation ne doit jouer qu'un rôle bien secondaire et purement accidentel.

Nous venons de parcourir rapidement la longue série des causes réelles ou présumées de l'épidémie que nous avons observée ; il est facile de voir maintenant que l'agent morbide est complexe et que de nouvelles recherches sont nécessaires pour arriver à la connaissance réelle de l'étiologie de cette affection populaire, car il nous reste à élucider plusieurs points obscurs pour dissiper tout-à-fait le doute et l'ignorance qui règnent touchant les causes de cette redoutable maladie. Si nous n'avons pu indiquer les causes certaines du Choléra, il en est parmi celles que nous avons énumérées qui méritent une sérieuse attention, je veux parler des causes hygiéniques dont l'influence est puissante dans la production et l'intensité des épidémies.

CHAPITRE VI.

Description du Choléra épidémique qui a régné en 1854, dans le département des Pyrénées-Orientales.

Notre intention n'est pas de tracer ici une description minutieuse et étendue de tous les symptômes du Choléra qui vient de sévir dans notre pays, nous voulons seulement insister sur les phénomènes morbides particuliers que nous a offert cette maladie et principalement sur les formes insolites qu'elle a présentées à notre observation.

Le Choléra que nous venons d'observer a présenté dans tous les points envahis le même aspect général. C'était partout un état algide, une coloration bleue, des crampes, des sueurs visqueuses, une soif inextinguible, une agitation continuelle, une chaleur interne dévorante ; des matières rejetées par haut et par bas, blanchâtres, floconneuses, rizacées, suppression des urines, aphonie, etc., etc., et au milieu de ces phénomènes graves, conservation des facultés intellectuelles.

Le Choléra a été constamment précédé par un état de malaise général, un état de souffrance vague, des coliques sourdes, de l'anorexie, une légère diarrhée ; des sueurs abondantes ont été observées dans plusieurs localités avant la manifestation des symptômes cholériques ; l'usage immodéré des fruits non mûris a été, dans nos villages, la cause occasionnelle la plus fréquente que nous ayons remarquée avant le développement du Choléra, qui nous a offert deux périodes distinctes.

Première Période.

Dans la première période, les phénomènes avant-coureurs du Choléra allaient en augmentant, surtout les évacuations alvines, qui constituaient souvent un véritable flux d'abord bilieux et séreux, plus tard blanchâtre, plus ou moins épais. Ces évacuations étaient accompagnées d'une soif vive avec douleur et oppression épigastriques. Alors survenaient des crampes douloureuses dans les mollets d'abord, pour se propager ensuite aux muscles des autres parties du corps. Le refroidissement devenait plus intense et se généralisait, en même temps le pouls était faible, irrégulier, filiforme, puis disparaissait tout-à-fait. Alors on voyait des plaques bleuâtres aux extrêmités, les ongles devenaient livides et la cyanose faisait des progrès rapides. Les traits du visage présentaient une altération particulière qu'on a appelée *faciés cholérique*. Les évacuations augmentant, l'amaigrissement ne tardait pas à devenir apparent surtout à la face. La respiration était de plus en plus gênée, les secrétions tarissaient, la voix s'éteignait insensiblement, la cornée était affaissée et ridée, il y avait quelquefois des taches de sang sur la conjonctive oculaire, l'intelligence jusqu'alors intacte commençait à s'obscurcir et le malade succombait ordinairement au milieu d'un état apparent de calme.

Seconde Période.

La première période indique le spasme, la concentration des forces ; la seconde, au contraire, exprime le mouvement d'expansion, et partant le retour gradué de la chaleur. La première période a été toujours observée ; lorsqu'elle n'a pas entraîné la mort des malades, elle a été constamment suivie de la période dite de réaction. Celle-ci était annoncée par la cessation du froid algide, la coloration animée du visage, l'état du pouls, la diminution graduelle de tous les phénomènes asphyxiques de la première période. Les vomissements diminuaient de fréquence, les coliques et la diarrhée se calmaient, la sécrétion urinaire reparaissait, la respiration était plus facile, le pouls se relevait et se régularisait. La réaction n'était pas toujours complète comme nous venons de la décrire. Quelquefois les phénomènes de la seconde période, quoique bien établis, disparaissaient sans cause appréciable pour faire place à l'état algide. La réaction était trop violente dans certains cas et s'accompagnait de congestions organiques. Quelquefois les malades arrivés à cette période présentaient un état de stupeur appelé état typhoïde.

Symptomes Précurseurs.

Dans l'immense généralité des cas, le Choléra était précédé par des avant-coureurs, caractérisés par une difficulté dans les digestions, du dégoût, de la pesanteur à l'épigastre, du malaise intestinal, des borborygmes, des coliques, un état d'abattement insolite, de la tristesse, du découragement sans motif, etc. Ces divers phénomènes doivent attirer l'attention du médecin et des malades, car ils peuvent précéder, plus souvent qu'on ne le pense, l'explosion de la maladie. Lorsque ces symptômes n'étaient pas combattus, on voyait survenir des vertiges, la tête était entreprise, il y avait trouble des sens, des coliques ne tardaient pas à se déclarer, des évacuations alvines se montraient, les extrémités étaient froides, des crampes se manifestaient.

Le plus souvent les symptômes précurseurs consistaient dans un dérangement des fonctions digestives avec perte d'appétit et diarrhée bilieuse. Très rarement la maladie Asiatique débutait sans prodrômes. Cependant, au dire de quelques malades peu observateurs de leur état, le Choléra serait survenu brusquement sans phénomènes avant-coureurs.

Après avoir fait connaître les phénomènes morbides qui caractérisaient le Choléra épidémique, nous pensons qu'il est utile d'examiner séparément chacun des symptômes cholériques, en nous étayant sur les faits que nous avons observés. L'ordre que nous suivrons dans cet exposé est celui qu'a suivi la maladie depuis son début jusqu'à sa terminaison.

Diarrhée.

En général c'était la diarrhée, avec ou sans vomissements, qui était un des premiers phénomènes observés. La fréquence des évacuations alvines était sujette à varier, les malades rendaient 15, 20, 30, 40 selles et même davantage dans les 24 heures. Dans les cas graves, les évacuations alvines s'échappaient, pour ainsi dire, par un jet involontaire et presque continu; elles étaient accompagnées de coliques violentes, avec borborygmes et gargouillements. Les matières excrétées prenaient bientôt le caractère cholérique, elles offraient l'aspect d'un liquide blanchâtre, grumeleux, caillebotté; ou bien elles ressemblaient à une bouillie claire, à du petit-lait mal clarifié; dans quelques cas rares, elles avaient une coloration lie de vin ou brunâtre plus ou moins foncée. Les selles des cholériques avaient une odeur nauséabonde signalée par tous les observateurs. Ces évacuations n'étaient pas modifiées par l'état algide, excepté dans leur fréquence. La diarrhée a toujours été observée chez tous les malades que nous avons visités, sa disparition subite n'était pas un bon signe, à moins qu'elle ne coïncidât avec un amendement marqué des phénomènes de la maladie. La diarrhée a été toujours tenace, elle a souvent persisté même pendant la convalescence.

VOMISSEMENTS.

La diarrhée était accompagnée ou précédée de nausées et de vomissements plus ou moins intenses; les vomissements n'étaient pas en général aussi opiniâtres que la diarrhée. Les malades rendaient d'abord des matières jaunâtres mêlées de mucusités, puis elles étaient blanchâtres et rizacées, plus ou moins limpides; quelques malades expulsaient par des efforts répétés des vers lombries et toutes les boissons qu'on leur administrait.

DOULEUR ÉPIGASTRIQUE.

La douleur épigastrique ainsi que l'anxiété précordiale étaient des phénomènes assez constants au début de la maladie. L'empâtement du ventre était aussi un symptôme assez fréquent; dans les cas graves, on observait aussi des douleurs tormineuses qui arrachaient des cris déchirants aux malades. La pression augmentait ces douleurs ainsi que l'anxiété épigastrique.

ÉTAT DE LA LANGUE.

En même temps que les vomissements se déclaraient fréquents, la langue devenait froide; elle était ordinairement molle, large, humectée, recouverte d'un enduit jaunâtre ou blanchâtre qui se détachait plus tard. Lorsque la maladie se prolongeait, la langue devenait cyanosée avant que cette coloration parût sur d'autres points. Avec ces symptômes coïncidait souvent une soif inextinguible, la gorge était comme desséchée. Quelques malades n'étaient pas tourmentés par cette soif dévorante.

SUPPRESSION DES URINES.

La suppression des urines n'a pas été toujours observée chez les cholériques que nous avons pu examiner. En général la sécrétion urinaire diminue pour se supprimer complètement dès que les vomissements et la diarrhée prennent le caractère cholérique. Dans quelques localités, nous avons eu occasion d'observer le retour de cette sécrétion dans la période algide, aussi la sécrétion des urines ne doit pas être toujours considérée comme un signe favorable. Nous avons constaté quelquefois le besoin fréquent d'uriner sans qu'il existât de l'urine dans la vessie.

CRAMPES.

Les crampes sont un des symptômes caractéristiques du Choléra; elles se présentaient d'abord aux mollets, qui devenaient à l'instant durs comme une pierre, elles s'étendaient ensuite aux pieds, aux mains, aux bras, aux muscles du dos et du ventre, bien rarement à ceux de la face. Ces crampes étaient quelquefois très-opiniâtres, d'autres fois elles cédaient assez facilement. Nous n'avons pas eu occasion d'observer les crampes fixées aux masséters ni de les voir devenir générales, comme nous l'avons constaté deux fois à Toulon, en 1849. Plusieurs personnes, durant le cours de l'épidémie, ont éprouvé pendant la nuit des crampes pénibles aux mollets sans autre phénomène cholérique. Nous avons même vu une femme, âgée de 51 ans, demeurant rue Foy, qui a ressenti pendant plusieurs nuits et à la même heure des crampes dans les extrêmités inférieures.

ÉTAT DE LA RESPIRATION.

La gêne des fonctions respiratoires a été généralement observée dès le début des phénomènes morbides; cette difficulté, cette gêne dans la respiration ne tardaient pas à augmenter, aussi la plupart des malades se plaignaient d'un sentiment de suffocation pénible avec oppression considérable. L'auscultation et la percussion n'expliquaient pas cette modification de la respiration qui devenait quelquefois lente, tandis qu'elle était fréquente et précipitée dans d'autres circonstances. L'air expiré par les cholériques était froid et constituait souvent un signe fâcheux.

CIRCULATION.

Les troubles notables que nous venons de signaler indiquaient une altération plus ou moins profonde dans l'hématose et dans la circulation. Cette fonction était toujours modifiée. Le pouls devenait fréquent, irrégulier, petit, filiforme et disparaissait tout-à-fait à mesure que le mal faisait des progrès. Les battements du cœur étaient au début fréquents et faibles, le ralentissement des mouvements cardiaques n'allait jamais jusqu'à la suspension complète. Nous avons pu constater ces mouvements, bien que les pulsations de la radiale et même de la carotide fussent supprimées. Cet état de lenteur de la circulation explique pourquoi, pendant l'état algide prononcé, l'ouverture des veines et des artères de moyen calibre ne donne pas lieu à un écoulement de sang.

CYANOSE.

Le ralentissement de la circulation et la stagnation du sang contribuent à donner aux téguments une coloration bleue caractéristique, appelée cyanose. Ce phénomène morbide paraissait d'abord aux extrémités, de là à la face et aux différentes parties du corps. Cette coloration de la peau a varié pour l'intensité; en général, elle était plus marquée chez les personnes à tempérament sanguin; elle était souvent partielle et toujours liée à l'état algide. Nous n'avons pas vu la cyanose portée au point de produire la gangrène des parties éloignées du centre circulatoire. Ce symptôme nous a offert quelques irrégularités chez les cholériques de la ville de Ceret; on voyait souvent la cyanose s'effacer pour reparaître au bout de quelques heures avec une nouvelle intensité.

ÉTAT ALGIDE.

Les modifications profondes que nous venons de signaler, dans l'hématose et la circulation, entraînaient chez tous les malades un abaissement plus ou moins marqué de la température du corps. Le refroidissement cholérique, dont les malades n'avaient pas conscience, envahissait d'abord les extrémités, la face et ensuite la poitrine et l'abdomen. La peau perdait en même temps de son élasticité, elle était plissée, flétrie et procurait au toucher la sensation du contact de la peau d'un cadavre. L'état algide persistait rarement jusqu'à la mort; il cédait en général d'une manière plus ou moins complète aux moyens employés et faisait place à une réaction plus ou moins durable.

AMAIGRISSEMENT.

L'amaigrissement a toujours été en rapport avec la quantité des matières rejetées par les vomissements, les selles et avec la gravité de la maladie. Chez quelques malades peu nombreux, il est vrai, l'amaigrissement faisait des progrès tellement rapides au point de les rendre pour ainsi dire méconnaissables, tandis que chez d'autres l'amaigrissement était peu sensible. En général la diminution de volume des parties se déclarait dès le début des accidents et devenait très-appréciable à la face.

État de la Voix.

Nous avons rarement observé l'extinction complète de la voix. Habituellement les modifications dans le phonation se manifestaient quelques heures après l'invasion du Choléra ; quelquefois la voix était sourde, voilée, profonde dès le début des phénomènes cholériques. Ordinairement le timbre normal de la voix reparaissait à mesure que les accidents de la première période tendaient à diminuer. Lorsque la maladie avait offert des caractères de haute gravité, nous avons remarqué que la voix était encore un peu voilée pendant la convalescence. Nous avons eu occasion de constater ce fait dans plusieurs localités, principalement à Ceret.

Faciés des Cholériques.

L'expression particulière que nous présentaient les traits des malheureux cholériques était remarquable. L'aspect de l'ensemble de la physionomie constitue un des signes les plus importants de la maladie Asiatique, il suffit à lui seul pour reconnaître le Choléra et pour le distinguer de toutes les affections qui ont le plus de ressemblance avec cette maladie. Au début des symptômes, les traits des cholériques étaient douloureusement contractés, les joues devenaient creuses, les lèvres amincies semblaient s'appliquer sur les dents, des rides paraissaient sur le front, la peau du visage prenait une teinte livide et bleuâtre, le nez était effilé, les yeux enfoncés dans l'orbite et entourés d'un cercle noirâtre. Le regard était morne et abattu, les membranes de l'œil étaient ternes et affaissées, les paupières rétractées et immobiles, laissaient apercevoir le globe de l'œil où l'on remarquait quelquefois des taches ecchymotiques : tel était le faciés cholérique dans le degré le plus avancé de la maladie.

Jactation.

L'impossibilité de conserver pendant long-temps la même position s'observait en général chez tous les cholériques. Cette jactation alternait avec la somnolence et un état d'assoupissement peu durable interrompu par des crampes pénibles revenant quelquefois par accès. Cette agitation augmentait jusqu'à la fin de la période algide et se terminait dans les cas graves par un état comateux plus ou moins long.

État des Forces.

Les forces de l'économie éprouvent une atteinte profonde dans cette cruelle maladie ; aussi les malades étaient dans un état d'anéantissement plus ou moins considérable, leurs membres étaient comme brisés par les crampes. La plupart des malades demeuraient couchés sur le dos, réclamant à chaque instant des boissons froides pour étancher leur soif.

État des Facultés Intellectuelles.

Au milieu des désordres graves que produit le choléra dans le sein de l'organisme, l'intelligence était ordinairement intacte. Quoique très-affaiblis, les malades comprenaient les questions qu'on leur adressait et y répondaient avec précision, quelquefois cependant ils s'exprimaient avec difficulté ; dans les cas où la somnolence cholérique était si prononcée il fallait les exciter à différentes reprises autant pour les faire parler que pour leur faire prendre les médicaments prescrits. L'intégrité des facultés intellectuelles était si constante qu'on pouvait la considérer comme un signe certain du choléra.

Pour compléter le tableau des symptômes du choléra épidémique, nous devons faire mention des phénomènes observés pendant la période de réaction.

Chaleur Générale.

Dès que le froid de la période algide tendait à diminuer, la chaleur se manifestait et constituait l'état réactionnel. La réaction survenait habituellement au bout de quelques heures ; dans quelques cas le froid ne disparaissait tout-à-fait que le 2e jour. Nous n'avons pas observé des cas de choléra dans lesquels la chaleur se soit montrée le 3e jour de la maladie ; dans le cas où la réaction ne se déclarait pas après 24 heures, la mort emportait les malades avant que la chaleur se fût manifestée. Le retour de la chaleur était favorable quand elle était générale et que l'état du pouls tendait à s'améliorer en même-temps que le froid cessait de s'éteindre. Nous avons vu quelquefois la chaleur se répandre sur toute la surface du corps, tandis que la langue demeurait froide. Dans ces cas, il était à craindre que la réaction ne fût pas durable et que l'état algide ne reparût avec des phénomènes graves. En général la chaleur était de bon augure quand elle s'établissait d'une manière progressive et que l'on observait en même-temps la diminution des selles et des vomissements, le retour de la sécrétion urinaire, la disparition des douleurs abdominales, la facilité de la respiration, la liberté de la circulation, en un mot, lorsque toutes les fonctions reprenaient leur exercice avec lenteur ; car si la réaction était brusque et trop énergique, des congestions viscérales étaient à redouter.

SUEURS GÉNÉRALES.

En même-temps que la chaleur se déclarait, des sueurs plus ou moins abondantes, chaudes, douces, halitueuses se remarquaient sur tout le corps, elles annonçaient ordinairement une heureuse terminaison. Ces sueurs devenaient excessives dans quelques cas et persistaient avec ces caractères pendant deux ou trois jours et même davantage. Ces sueurs copieuses ne s'observaient que dans certains cas légers, que l'on a considérés comme des cas de suette. Nous ne partageons pas cette manière de voir, nous pensons que cet accroissement exagéré de l'exhalation cutanée est liée à certaines formes du choléra. Nous reviendrons d'ailleurs sur cette importante question de l'existence simultanée du choléra et de la suette.

AGITATION.

L'agitation que nous avons mentionnée dans la période algide, persistait dans certains cas après la réaction. Quand elle se montrait avec une violence extrême, il y avait beaucoup à craindre; lorsque l'agitation alternait avec l'assoupissement, on pouvait porter un jugement défavorable sur l'issue de la maladie.

AFECTIONS SECONDAIRES.

Aux phénomènes morbides que nous venons de faire connaître, il s'en joignait d'autres qui ont été mentionnés par tous les observateurs, nous voulons parler des affections secondaires qui se déclaraient après le choléra et qui étaient réellement liées à cette maladie. Ces états morbides se présentaient ordinairement à la fin de la seconde période, quelquefois au commencement de la convalescence. Ces affections dites secondaires consistaient dans des irritations gastriques et intestinales, quelquefois difficiles à combattre et affectant une marche chronique. Des congestions cérébrales ont été observées par nous à Ceret, elles se sont terminées par la mort. Nous avons eu occasion de constater des congestions pulmonaires dans plusieurs cas après la réaction, mais nous n'avons pas observé des pneumonies latentes, débutant par la face postérieure du poumon, comme quelques médecins l'on remarqué.

ÉTAT TYPHOÏDE.

Une affection liée au choléra épidémique, que nous avons eu occasion d'étudier assez fréquemment, a été observée souvent dans notre département, nous voulons parler de la fièvre typhoïde secondaire ou état typhoïde des auteurs. Cette affection était caractérisée par les phénomènes suivants : inquiétude vague, affaissement général, indiquant les perturbations profondes produites par l'attaque cholérique, tendance plus ou moins marquée à l'assoupissement, tension, sensibilité à l'épigastre, douleurs abdominales, langue sèche, rouge, dents fuligineuses, selles bilieuses et muqueuses, peau sèche, chaleur cutanée offrant des variations sensibles qui ont pu faire croire à l'existence d'un élément périodique, etc. Cet état morbide a été l'affection secondaire prédominante dans nos contrées, car dans toutes les villes et villages envahis, les médecins ont observé cet état typhoïde qui a offert une certaine gravité, puisqu'un très-grand nombre de malades, précédemment atteints du Choléra, ont succombé à cette maladie. A Thuir, Baixas, Villelongue-de-la-Salanque, Ceret, St.-Féliu-d'Availl, Elne, etc., la maladie que nous signalons a été très-fréquente. Dans ces localités ainsi qu'à Perpignan, nous avons observé des gonflements très-considérables, des parotides et des engorgements des glandes sous-maxillaires qui se terminaient le plus souvent par la suppuration.

ÉRUPTIONS.

La peau a été quelquefois le siége d'éruptions diverses : Le développement de vésicules miliaires sur toute la surface du corps s'est offert quelquefois à notre observation. Nous avons constaté dans nos visites trois cas de roséole, deux cas d'urticaire et un cas d'érythème. L'apparition de papules ortiées, dans les cas que nous avons rencontrés, a produit un amendement notable dans la marche de la maladie.

Parmi les autres affections que nous avons vu se déclarer après le Choléra, il nous reste à signaler le délire, la méningite et l'affection appelée torpeur Cholérique.

Nous avons rencontré deux espèces différentes de délire : quelquefois ce symptôme survenait après que les phénomènes cholériques avaient cédé; il était alors sans fièvre et paraissait être nerveux. Dans d'autres circonstances, le délire était le résultat d'une méningite produite elle-même par une congestion encéphalique. Ces deux affections se sont présentées rarement à notre observation.

Nous avons observé quelques malades qui, après la période algide, tombaient dans un état de prostration profonde; ils répondaient à peine aux questions qu'on leur adressait et semblaient s'endormir dès qu'on cessait de les questionner : la peau était sinon froide mais fraîche, la langue recouverte d'un enduit jaunâtre; les vomissements, les selles, les crampes persistaient avec une intensité moindre, le pouls était irrégulier, fréquent, sans résistance, les yeux injectés. Les malades étaient dans un véritable état de torpeur; ils paraissaient étrangers à ce qui se passait autour d'eux, ils refusaient tout ce qu'on leur présentait.

Marche, Durée, Terminaisons du Choléra.

En général, comme nous l'avons déjà dit, le Choléra était toujours annoncé par des phénomènes précurseurs plus ou moins marqués, tels que malaise général, anxiété épigastrique, diarrhée, vomissements, etc.. Après ces phénomènes morbides, les symptômes de la période algide du Choléra ne tardaient pas à se déclarer avec une intensité variable. Habituellement la maladie parvenait alors à la période de réaction, car les malades qui mouraient dans l'état algide n'étaient pas très-nombreux. La réaction s'effectuait de différentes manières : tantôt elle s'opérait sans difficulté, tantôt elle avait lieu avec trop de violence et déterminait des congestions graves; tantôt, enfin, elle se présentait d'une manière irrégulière ou bien elle était incomplète. Dans ces cas, la cyanose ne disparaissait que sur certaines parties du corps, les pulsations artérielles étaient lentes et faibles, la température du corps était peu élevée, la respiration gênée. Les malades qui étaient dans cet état semblaient sommeiller, leur intelligence était intacte et leur visage n'exprimait pas la stupeur. La soif était presque nulle, la langue molle et grisâtre, le ventre souple, les vomissements s'étaient calmés et les évacuations alvines avaient diminué. Si cet état, ordinairement fâcheux, persistait pendant quelques jours, les malades mouraient insensiblement dans un état d'affaissement complet sans proférer la moindre plainte. Nous avons eu occasion d'étudier cette réaction vacillante chez un vieillard de la rue du Cimetière Saint-Jean, n° 8. Nous avons remarqué cette réaction incomplète, ou mieux, cet état morbide particulier chez les sujets débilités, d'un tempérament lymphatique, ainsi que chez les personnes avancées en âge.

Quoique irrégulière et incomplète, la réaction finissait quelquefois avec peine, il est vrai, par amener le retour lent et graduel à la santé. Dans ces cas, la convalescence était toujours plus longue et plus pénible à traverser. La durée du Choléra était variable. Au début de l'épidémie, nous avons vu mourir plusieurs malades dans l'espace de quelques heures, c'étaient des cas foudroyants qui, heureusement, n'ont pas été très-nombreux. Les recherches statistiques que nous avons pu faire sur un chiffre de 980 décès (d'après les renseignements fournis par les médecins des localités envahies), nous ont permis d'établir la durée de la maladie de la manière suivante :

De 1 heure à 8 heures.........	25
De 8 heures à 12 heures........	90
De 12 heures à 24 heures.......	260
De 1 jour à 2 jours............	154
De 2 jours à 3 jours...........	106
De 3 jours à 4 jours...........	80
De 5 jours à 6 jours.......,...	50
De 6 jours à 7 jours...........	45
De 7 jours à 8 jours...........	70
De 8 jours à 9 jours...........	36
De 9 jours à 10 jours..........	20
De 10 jours à 15 jours.........	32
De 15 jours à 20 jours.........	12

TOTAL.............. 980 cas.

La durée du Choléra a été en général plus courte au début de l'épidémie; elle était plus longue à l'époque où la maladie perdait de son intensité et vers son déclin. Il est à observer ici que les affections secondaires, qui peuvent se présenter après une attaque de Choléra, prolongent quelquefois la durée de la maladie au-delà des limites que nous venons d'indiquer. Dans ces cas (ce n'est plus le Choléra que l'on a à combattre), le mal peut avoir une durée de 50 jours et même davantage. Nous avons vu à Perpignan, une jeune fille qui a été malade pendant 65 jours et qui a guéri après l'apparition d'une parotide énorme qui donna lieu à une abondante suppuration.

La terminaison du Choléra s'effectuait de différentes manières : quelques malades atteints d'une attaque violente succombaient dans l'espace de quelques heures dans la période asphyxique. D'autres offraient tous les symptômes d'une réaction qui paraissait d'abord franche et qui, plus tard, était incomplète et sans résultat avantageux. Quelquefois la réaction offrait une marche irrégulière et en quelque sorte ataxique ; les malades qui présentaient ces phénomènes paraissaient dans un état favorable, qui malheureusement n'était pas de longue durée. Dans ces circonstances, c'était par une lutte lente et périlleuse que l'on voyait quelquefois les accidents cholériques disparaître tout-à-fait.

Quand la maladie devait avoir une terminaison favorable, on observait des modifications avantageuses dans la nature des selles, la cyanose tendait à s'effacer, la physionomie reprenait lentement son expression habituelle, le pouls se relevait et les forces revenaient à mesure que la résolution du mal semblait s'opérer. Ces terminaisons heureuses s'observaient principalement quand les secours de l'art étaient réclamés avant que l'état algide fût bien déclaré.

On observait quelquefois l'apparition de certains phénomènes critiques, produire des modifications avantageuses pour la solution de la maladie. Nous avons remarqué que le développement de certaines éruptions comme l'érythème, la roséole eurticaire, les vésicules miliaires, coïncidait avec une amélioration bien sensible dans l'état des malades. Aussi ces différentes éruptions peuvent être considérées avec juste raison comme critiques. Les sueurs de bonne nature amenaient presque toujours une terminaison favorable de la maladie. Malgré toute l'importance que l'on doit accorder à la transpiration, nous ne croyons pas qu'il soit nécessaire de pousser ce mouvement diaphorétique jusqu'à l'exagération. Nous avons eu maintes fois occasion de voir des cholériques qui ont été guéris sans avoir eu des sueurs très-abondantes. Nous avons observé des personnes inondées, pour ainsi dire, dans une transpiration excessive, artificielle, sans que leur état se soit amendé. On voit par ces faits, qui sont le résultat d'une observation attentive, que l'on ne doit pas employer des moyens violents pour déterminer des sueurs copieuses, qui souvent ne font qu'affaiblir les malades. En parlant du traitement nous reviendrons sur la valeur que l'on doit accorder aux moyens indiqués dans le but d'exciter la transpiration.

FORMES DU CHOLÉRA EPIDÉMIQUE.

Le Choléra épidémique, que nous avons étudié dans plusieurs localités du département, s'est offert à notre observation sous des formes que nous nous proposons de signaler. Nous réservons la dénomination de formes morbides à cet ensemble de caractères, qui impriment un cachet distinct et particulier à la maladie communément observée et donnent lieu à des indications différentes au point de vue du diagnostic, du pronostic et surtout du traitement. Nous ne considérons pas comme formes distinctes, les variétés que peut offrir le Choléra dans la violence et l'intensité des accidents, dans la marche, le mode de réaction, l'enchaînement des symptômes, la nature et la quantité des évacuations, la prédominance de certains phénomènes, comme la cyanose, l'asphyxie, les crampes, etc. D'ailleurs, nous ne faisons que signaler ici les formes de la maladie telles que nous les avons observées. Durant le cours de l'épidémie, le Choléra s'est présenté à nous sous cinq formes différentes : 1° la forme ordinaire, observée le plus souvent, c'est celle qui nous a servi de texte à la description que nous venons de tracer; 2° la cholérine; 3° le Choléra périodique; 4° le Choléra foudroyant; 5° la cholérine sudorale.

CHOLÉRINE.

Cette affection, qui a été confondue avec le Choléra léger et avec ses phénomènes précurseurs, est selon nous bien distincte, car elle a des caractères qui permettent de la distinguer du Choléra dans sa forme bénigne ainsi que de la période d'invasion de cette maladie. La cholérine fut observée principalement au début de l'épidémie et chez les personnes vivant dans des conditions favorables. Elle était annoncée par un état de malaise avec abattement général, insomnie, anxiété épigastrique, quelquefois douleurs à l'épigastre et sentiment d'ardeur à l'estomac. Les malades atteints de cholérine se plaignaient de nausées, de borborygmes, la bouche était sèche, pâteuse ; les urines rares et rougeâtres ; on observait aussi des évacuations alvines plus ou moins abondantes, jaunâtres, sanguinolentes, quelquefois rizacées, analogues à celles du Choléra, accompagnées quelquefois de vomissements. Le pouls était mou, lent, quelquefois petit et fréquent. Les crampes s'observaient quelquefois, elles n'étaient pas très-intenses. Les phénomènes caractéristiques du Choléra, tels que l'algidité, la cyanose, l'asphyxie, le faciés cholérique, la suppression des urines, etc., ne se manifestaient pas dans cette affection. Cette maladie se terminait ordinairement par la guérison ; elle durait quelquefois plusieurs jours, habituellement elle ne dépassait pas huit jours. Dans quelques cas où la cholérine n'avait pas été attaquée d'une manière convenable ou bien lorsque les malades ne prenaient aucune précaution, on voyait se déclarer quelquefois les symptômes du Choléra grave. Les individus atteints de cholérine avaient quelquefois des convalescences longues, pénibles, pendant lesquelles des troubles des organes digestifs se montraient avec opiniâtreté comme après une attaque de Choléra.

Choléra Périodique.

Les médecins qui ont observé le Choléra Epidémique ont signalé depuis long-temps des accès de fièvre avec frisson initial, revenant tous les jours après que la réaction s'était déjà opérée. Nous avons observé quelques cas de cette affection secondaire, survenant après une attaque franche de choléra. Nous avons eu aussi occasion de rencontrer des fièvres intermittentes masquées par la présence des phénomènes cholériques. Ces affections, qui ont la plus grande analogie avec le Choléra intermittent ou rémittent, diffèrent complètement de cette dernière forme morbide, comme nous avons pu nous en convaincre. L'existence de cette forme du Choléra Epidémique n'étant pas admise par la généralité des médecins, il nous a paru utile et même indispensable de joindre à notre Rapport quelques observations qui viennent à l'appui de notre manière de voir.

Première observation. — Le 2 septembre, à 11 heures du matin, je fus appelé à Pollestres pour voir une fille, âgée de

27 ans, d'une bonne constitution, d'un tempérament lymphatique, atteinte de Choléra depuis la veille. Je la trouvai dans l'état
suivant : la face était décomposée, les yeux enfoncés dans l'orbite
étaient entourés d'un cercle violacé. La malade avaient des crampes dans plusieurs parties du corps; le pouls était petit, fréquent;
la peau froide; les urines n'avaient pas été expulsées; la voix était
faible et voilée ; la respiration était oppressée. Les vomissements
ainsi que les évacuations alvines n'avaient pas cessé depuis l'invasion de la maladie, la langue était froide et violacée, le cyanose
commençait à se montrer aux extrêmités, les facultés intellectuelles étaient intactes. J'appris de M. Pomayrol, médecin de
cette fille, que les phénomènes cholériques que je viens d'énumérer s'étaient présentés avec une moindre intensité la veille,
c'est-à-dire le 1er septembre, vers 8 ou 9 heures du matin. A 3
heures du soir, on avait remarqué une légère amélioration ; le
pouls s'était relevé, la peau était manifestement moins froide, les
crampes revenaient à des intervalles plus longs, les déjections
alvines continuaient. Les détails qu'on venait de me donner et
l'exacerbation notable que j'observai dans les symptômes actuels
de la maladie, me portèrent à penser que j'avais réellement à faire
à un cas de Choléra affectant le type rémittent. Je prescrivis une
potion avec résine de quinquina, 8 grammes; sulfate de quinine,
1 gramme ; eau distillée, 100 grammes ; sirop de gomme, 30
grammes. Je dois l'avouer, je ne comptais pas beaucoup sur l'efficacité du quinquina dans cette circonstance. Le lendemain on
vint m'apprendre que la malade, quoique dans un état grave, était
mieux depuis l'administration de la potion. Je conseillai l'usage
du même moyen à une dose plus élevée. Deux ou trois jours
après, je revis cette malade qui était en voie d'amélioration et qui
parvint à se rétablir entièrement grâces au quinquina.

Le médecin de Pollestres, que j'ai eu occasion de voir après
l'épidémie, m'a assuré qu'il avait observé plusieurs cas de Choléra
avec exacerbations et rémissions évidentes, qu'il avait combattus
avec succès par l'emploi du sulfate de quinine.

Deuxième observation. — Le 4 septembre, je fus appelé,
à 11 heures du soir, à Saint-Laurent-de-la-Salanque, pour donner
mes soins à la dame R....., atteinte de Choléra depuis une heure
du soir. A mon arrivée, je trouvai la malade dans un état assez
satisfaisant : le pouls était petit, concentré, accéléré; la langue
était blanche, la soif vive, la chaleur de la peau était revenue, les

déjections alvines s'étaient améliorées, les traits n'étaient pas décomposés, la malade accusait par intervalles des crampes aux membres inférieurs. On m'apprit que cette dame avait eu dans la soirée (de midi à une heure), un froid glacial pendant plusieurs heures avec vomissements blanchâtres, crampes douloureuses. Cet état inquiétant s'était calmé vers 9 heures du soir, c'est-à-dire huit heures après les premiers symptômes; on croyait alors la malade hors de tout danger, j'étais loin de partager cette entière sécurité. Je conseillai l'administration d'une décoction de quinquina avec addition de 1,50 sulfate de quinine, afin de prévenir un second accès plus violent. J'ignore pour quel motif mes prescrip-tions ne furent pas exactement remplies. Le lendemain, 5 septembre, vers 7 heures du matin, le froid se déclara avec plus d'intensité, la face fut en un instant décomposée, les déjections cholériques furent d'une abondance extrême; la cyanose devint très-sensible, la voix était voilée, le pouls filiforme, la respira-tion embarrassée. On vint à Perpignan me donner ces détails et me prier d'aller voir de nouveau la malade ou bien d'indiquer le traitement à suivre. Je persistai dans l'administration du quinquina qui nous donna, après une lutte longue et périlleuse de trois ou quatre jours, un résultat satisfaisant.

Troisième observation. — Nous avons observé un troisième cas de Choléra présentant des symptômes rémittents bien marqués. Le 10 septembre, nous nous sommes rendu à Elne, où l'épidémie venait de sévir avec intensisé. Parmi les malades que nous avons examinés, nous avons rencontré une femme atteinte de Choléra depuis trois jours environ qui nous a offert les symptômes suivants: refroidissement général, peau parcheminée, conservant les plis qu'on lui imprime, cyanose des extrêmités et de la face, du cou, sueurs visqueuses, faciés cholérique, langue ardoisée, froide, molle, recouverte d'un enduit saburral, vomissements et selles fréquentes, suppression des urines, pouls petit, filiforme, batte-ments du cœur lents et peu sensibles, idées libres, oppression considérable. La malade, qui était dans un état très-grave, faisait usage d'une potion avec le quinquina à dose élevée, à cause de la marche particulière que le Choléra avait affectée dans ce cas. Cette observation me sembla digne d'attention : Voici les rensei-gnements qui me furent communiqués par le médecin traitant : Cette femme, d'un tempérament lymphatico-sanguin, bien consti-tuée, âgée de 35 ans environ, mariée, fut atteinte dans la nuit du 6 au 7 septembre des premiers accidents de la maladie régnante. Elle eut des crampes, des vomissements, des coliques, des déjections abondantes, une soif vive, sentiment de chaleur interne, refroidissement général, voix éteinte, langue froide cyanosée. Le médecin appelé employa les moyens ordinaires qui ne produisirent aucun effet sensible jusqu'à dix heures du matin. A midi l'état de la malade s'était amendé, cette amélioration persista jusqu'à huit heures du soir; il y eut alors une exacerbation évidente dans les symptômes qu'on combattit par des moyens appropriés, auxquels on joignit une forte décoction de quina avec addition de sulfate de quinine. L'exacerbation se manifesta de nouveau avec intensité dans la matinée du 9 septembre, elle parut cependant moins longue. Le 10 au soir, l'aggravation dans l'état de la malade fut très-considérable, comme on a pu en juger par le tableau que nous avons tracé plus haut. L'état fâcheux dans lequel se trouvait cette femme laissait peu d'espoir. Deux jours après notre visite, nous apprîmes que cette pauvre femme, qui avait continué à faire usage du quinquina, était dans un état assez satisfaisant.

Ces trois observations sont les seules que nous avons pu recueillir nous-même, durant le cours de cette épidémie. Elles nous paraissent dignes d'intérêt, puisqu'elles semblent établir deux faits pratiques importants, savoir : l'existence de la forme périodique du Choléra et la nécessité de recourir avec avantage, dans ces cas, à l'administration du quinquina. Je sais bien que trois faits ne sont pas suffisants pour démontrer l'existence d'une forme morbide qui n'est pas reconnue par tous les médecins. Mais si l'on réunit aux faits que nous venons de relater ceux qui ont été observés dans plusieurs localités du département, on aura alors une somme considérable d'observations qui mériteront la plus sérieuse attention.

Les observations concernant le Choléra périodique que nous venons de consigner dans ce rapport, offrent des caractères assez tranchés pour les distinguer d'une autre affection non moins grave, je veux parler de la fièvre intermittente et rémittente pernicieuse cholériforme. Les médecins qui pratiquent dans les localités où règnent habituellement des fièvres intermittentes, comme à Salses, Saint-Laurent-de-la-Salanque, Canet, Saint-Cyprien, Collioure, etc., ont observé pendant l'épidémie plusieurs cas de fièvres revêtant la forme cholérique. Nous avons pu en observer nous-même quelques cas à Salses , et dans quelques villages où le Choléra ne s'est pas déclaré sous forme épidémique. Ce qui nous a guidé dans le diagnostic du Choléra affectant le type périodique, c'est la décomposition des traits , l'absence des urines , l'état du pouls, la cyanose, la quantité et la nature des évacuations alvines, l'excavation des yeux , la violence des crampes, l'état de la voix, l'intégrité des facultés intellectuelles, les rémissions et les exacerbations bien marquées , et enfin , le succès qu'on obtenait par l'emploi du quinquina à dose élevée. A ces caractères distinctifs, nous pouvons en ajouter un autre qui prouve, selon nous , la possibilité de l'existence de la forme rémittente du Choléra. Tous les médecins de notre pays ont constaté, déjà depuis plusieurs années , l'existence du génie périodique, qui vient, tous les jours, compliquer les affections les plus simples qu'on ne peut guérir qu'après avoir fait usage du quinquina. Ce fait d'observation médicale étant admis, on comprend aisément que le génie régnant puisse imprimer un cachet particulier à la maladie épidémique ou, du moins , à quelques cas seulement. Je n'ignore pas que toutes les fois qu'une épidémie vient à se déclarer dans une contrée , non-seulement elle efface la plupart des maladies, mais encore elle modifie l'aspect des maladies ordinaires. J'ai observé à Toulon , en 1849 , une attaque d'hystérie masquée par des accidents cholériques. C'est sans doute à cause de cette observation constante que les médecins ont refusé d'admettre l'existence du Choléra périodique ; ils ont fait jouer à la maladie épidémique le rôle que nous attribuons au génie régnant ; ils ont admis des fièvres intermittentes et rémittentes masquées et aggravées par les symptômes du Choléra, et ils ont rejeté la forme morbide que nous avons constatée. Quoi qu'il en soit de ces distinctions, qui nous paraissent avoir une grande importance au point de vue pratique, nous croyons, d'après les faits que nous avons observés, que le Choléra peut affecter le type périodique et que cette forme de la maladie est bien différente des fièvres d'accès masquées par les phénomènes du Choléra.

Malgré que nous admettions l'existence du Choléra périodique, nous sommes loin de penser que cette affection s'observe aussi souvent que quelques médecins l'ont avancé. Le Choléra offre quelquefois une marche ataxique particulière , qui à pu être dans quelques circonstances un cause d'erreur. Nous avons observé dans plusieurs localités, et surtout à Ceret, des cas de Choléra dans lesquels la réaction s'opérait d'une manière insolite; il y avait, pour ainsi dire, des exacerbations et des rémissions qui n'étaient rien moins que franches et qui pouvaient en imposer. Nous avons vu des malades dans cette ville qui nous paraissaient dans un état assez favorable, le pouls se relevait, la peau était moins refroidie, les vomissements et les selles avaient diminué, les crampes étaient moins vives ; nous revenions, quelques heures après, auprès des mêmes malades, chez lesquels nous observions une exacerbation bien notable dans tous les symptômes de la maladie. Cette marche irrégulière du Choléra n'était pas une indication suffisante à l'emploi des anti-périodiques, elle indiquait une réaction incomplète et la lutte pénible qu'avait à subir l'organisme contre l'agent morbide. Nous avons vu le quinquina produire, dans ces cas, des effets qui ont paru favorables, mais qui, malheureusement, n'étaient pas de longue durée. Les malades à qui on administrait les sels de quinine présentaient quelques phénomènes de réaction artificielle qui ne tardait pas à s'éteindre au bout de quelques heures. Je conviens que l'économie a besoin, dans ces cas graves, d'un agent héroïque et le quinquina peut être prescrit rationnellement, mais malheureusement l'expérience nous prouve que ses effets ne sont pas persistants et qu'il faut recourir à des moyens plus efficaces que nous indiquerons plus loin.

N'ayant pas la prétention de tracer ici une relation étendue du Choléra périodique, je n'entrerai pas dans de plus longs développements. Mon seul but est de fournir de nouveaux matériaux à la science et de fixer l'attention des observateurs consciencieux sur l'existence d'une forme particulière que peut offrir le Choléra épidémique dans certaines contrées.

Choléra Foudroyant.

Dans toutes les épidémies de Choléra, les médecins ont eu occasion d'observer des cas foudroyants. La forme foudroyante a été aussi remarquée dans plusieurs localités, surtout à Ceret, Ille, Thuir, Villelongue-de-la-Salanque, Baixas, Elne, etc. D'après les renseignements que j'ai pu me procurer, dans tous les cas foudroyants on a pu constater l'existence des phénomènes précurseurs. Je ne pense pas que les médecins des localités ravagées par le fléau indien aient observé des cas foudroyants dans lesquels la mort aurait eu lieu avant la manifestation des évacuations et de la cyanose, par le seul fait de la violence des crampes et de l'anxiété épigastrique. M. Dalmas dit avoir vu des soldats pris en pleine marche de vertiges et de crampes atroces, quitter les rangs et mourir deux heures après. Des cas de cette nature n'ont pas été observés dans notre département.

Cholérine Sudorale (1).

En même-temps que le Choléra Asiatique régnait dans nos contrées, nous observions une affection particulière ayant quelque analogie avec la suette bénigne et présentant des phénomènes appartenant au Choléra léger, tels que crampes, refroidissement général plus ou moins intense. Cette affection épidémique fut observée dans quelques localités avant le développement du Choléra et principalement pendant le mois d'août. A cette époque, des cas de Cholérine Sudorale se manifestèrent dans un grand nombre de communes de l'arrondissement de Prades et du premier arrondissement. A St.-Paul, le docteur Gambus a observé, dans le commencement du mois d'août, des cas nombreux de Cholérine Sudorale, caractérisés par des sueurs copieuses, avec ou sans éruption miliaire et toujours précédés par des crampes aux extrémités, le refroidissement de tout le corps et des phénomènes nerveux insolites. Nous avons observé cette maladie pour la première fois à Canohès, le 12 août. Nous visitâmes dans cette commune, où le Choléra venait de faire explosion, 15 malades environ qui n'avaient pas le Choléra, mais qui subissaient l'influence épidémique; voici les symptômes qu'ils nous présentaient: début brusque par des frissons violents avec refroidissement général, faiblesse des membres au point de ne pas pouvoir marcher, tête entreprise, pouls concentré, légèrement fréquent; nausées, sans vomissements ni diarrhée, crampes légères dans les membres inférieurs. En général ces malades parvenaient sans peine à se rechauffer et la réaction était accompagnée et suivie de sueurs plus ou moins abondantes d'une odeur quelquefois désagréable. Des symptômes d'embarras gastrique bilieux accompagnaient aussi les phènomènes morbides que nous venons d'énumérer. La plu-

---

(1) Nous avons adopté cette dénomination parce qu'elle indique les deux phénomènes principaux qui caractérisent cette maladie, c'est-à-dire les symptômes du Choléra léger et les sueurs de la suette bénigne. Cette affection, que la plupart des médecins ont appelée suette, nous paraît distincte de cette maladie. Il y a eu dans le département des cas de suette bien différents de l'affection que nous allons décrire, qui n'est pas, selon nous, la suette masquée par la maladie régnante (le Choléra).

part des malades se plaignaient d'un poids incommode au creux de l'estomac, avec perte d'appétit, nausées, dégoût plus ou moins prononcé; quelques-uns éprouvaient des frissons passagers aux extrêmités quoique la réaction fût bien déclarée.

Nous avons rencontré des cas de Cholérine Sudorale non seulement dans la plupart des localités envahies, mais encore dans plusieurs villages où l'épidémie n'a pas fait de ravages. Cette maladie a été plus commune dans les lieux où le Choléra avait une médiocre intensité que dans ceux où il sévissait avec rigueur. A Rivesaltes, par exemple, où le Choléra a été peu intense, les médecins ont constaté un très-grand nombre de Cholérines Sudorales. — Afin de donner une idée complète de cette maladie, nous décrirons dabord deux observations recueillies au lit du malade; nous ferons connaître ensuite les phénomènes propres à cette affection.

Première observation. — Le 25 août, je fus appelé rue Puits-des-Chaînes, n° 2, pour voir un individu qu'on me dit atteint de Choléra depuis deux heures environ. Arrivé auprès du malade à 7 heures du matin, je le trouvai enveloppé dans des couvertures de laine et proférant des cris plaintifs continuels. Je l'interrogeai et ses réponses m'indiquèrent le début de la maladie de la manière suivante. Cet homme, vigoureux et bien constitué, s'était levé à son heure habituelle pour se rendre au travail, il n'éprouvait alors qu'un léger malaise auquel il ne fit pas attention. A peine avait-il fait un kilomètre hors la ville, qu'il fut saisi d'un froid intense, avec faiblesse des membres, difficulté de marcher avec régularité, au point qu'il crut, un instant, ne pas pouvoir regagner son logis. Au moment de notre visite, le malade accusait des crampes dans les extrémités inférieures, la chaleur de la peau commençait à revenir, le pouls était concentré, la tête était entreprise, il n'y avait pas de vomissements, l'épigastre était douloureux. Cet homme était très-effrayé, car il se croyait atteint de Choléra; nous le rassurâmes entièrement et nous eûmes recours à des moyens excitants qui amenèrent une réaction franche et des sueurs abondantes. Le lendemain, 26 août, l'amélioration persista ainsi que la transpiration qui, à partir de ce jour, alla en diminuant. Quelques jours après, le malade était en pleine convalescence.

Deuxième observation. — Le 17 août, je me rendis à 8 heures du matin au Soler, pour visiter les cholériques de cette commune. Parmi les malades que j'examinais, j'ai remarqué un jeune homme, âgé de 25 ans, qui était malade depuis 24 heures environ. Cet individu n'avait fait aucune imprudence et ne savait à quelle cause attribuer sa maladie. Voici les symptômes que j'ai pu recueillir : le 16 août, il fut saisi de refroidissement général , après avoir passé toute la journée à travailler aux champs ; il se coucha et au bout de quelques heures la réaction se déclara et fut accompagnée de sueurs abondantes. Le pouls était, au moment de notre visite, régulier avec une légère fréquence, la peau était chaude, la langue blanchâtre , large et humectée , la soif peu intense; il y avait insensibilité à l'épigastre, constipation, perte d'appétit, dégoût. Nous n'avons pas pu observer le malade tous les jours; nous l'avons vu quatre jours après notre visite au Soler, il était alors atteint de tous les symptômes du Choléra. Les parens du malade nous racontèrent que se trouvant mieux, il voulut se lever et manger : des coliques vives, avec des vomissements, des crampes et tous les symptômes de la maladie régnante se déclarèrent avec une grande intensité et emportèrent le malade. Nous avons observé dans cette localité, ainsi qu'à Canohès, Pollestres, Toulouges, Thuir, Millas , Saint-Feliu-d'Availl, des individus atteints de Cholérine sudorale qui ont été frappés plus tard par la maladie régnante. Pareille observation a été faite par plusieurs de mes confrères dans les arrondissemens de Prades et de Ceret.

Ces faits éveillèrent toute notre attention , ils indiquaient que la maladie, communément observée dans certaines localités, n'était pas aussi bénigne que nous l'avions d'abord pensé. Cette affection était sans nul doute produite par l'influence épidémique régnante; aussi elle méritait de la part du malade et des médecins des précautions qu'elle n'aurait pas demandé dans les temps ordinaires.

Nous pourrions multiplier les observations, elles ne nous manqueraient pas, car la maladie sudorale que nous avons observée a été si commune dans certaines localités, que sur 100 malades il y en a eu les deux tiers qui ont été atteints de Cholérine cutanée. Nous renonçons à raconter un plus grand nombre de faits, puisque cela nous exposerait sans utilité pratique à une fastidieuse monotonie.

Examinons maintenant les différents phénomènes morbides qui caractérisent cette maladie; nous les diviserons en phénomènes avant-coureurs et en symptômes constituant la maladie déclarée.

Phénomènes Précurseurs.

En général, la cholérine sudorale se déclarait brusquement, l'invasion avait lieu le matin plutôt que dans la nuit, comme cela s'observait pour le Choléra. Quelques malades avaient des symptômes avant-coureurs, qui consistaient dans un état de malaise, avec lassitude, perte d'appétit, difficulté dans les digestions. Les voies digestives étaient en effet le siége le plus fréquent du désordre fonctionnel précédant la maladie, qui se manifestait le plus souvent à l'improviste et attaquait beaucoup de personnes jouissant d'ailleurs d'une bonne santé.

Symptômes. — Température du Corps.

L'abaissement subit de la température du corps était le phénomène constant et pathognamonique de la cholérine sudorale. Ce refroidissement plus ou moins intense ne persistait pas long-temps; habituellement la chaleur revenait au bout de quelques heures. L'abaissement de la température se montrait d'abord aux extrêmités, pour gagner ensuite le tronc. La peau ne perdait jamais son élasticité, elle n'était pas plissée ni flétrie, elle ne donnait pas à la main la même sensation qu'on éprouvait en touchant les cholériques dans l'état algide.

Sueurs.

La peau était, comme nous l'avons dit, le siége d'une transpiration très-abondante, qui indiquait une réaction de bonne nature. Ces sueurs étaient générales, elles n'étaient jamais aussi abondantes que dans la suette, elles étaient chaudes et quelquefois d'une odeur désagréable. Ce symptôme était toujours précédé par un refroidissement plus ou moins intense et par des crampes, il durait jusqu'au quatrième et même jusqu'au sixième jour de la maladie. Quelquefois il persistait, en diminuant, pendant huit jours. La température de la peau était alors plus élevée que dans l'état normal, la chaleur était douce et moêlleuse au toucher.

Éruption.

L'éruption miliaire était loin d'être constante, elle ne s'observait que dans quelques cas seulement; elle se déclarait du deuxième au quatrième jour, rarement le cinquième. Cette éruption était formée par des vésicules rouges plus ou moins nombreuses, se montrant d'abord sur les régions du cou, sur la partie antérieure de la poitrine et sur les membres thoraciques, dans le sens de la flexion et de l'extension. Cette éruption avait quelquefois l'aspect de vésicules remplies d'un liquide clair et transparent ; elle durait de deux à quatre jours et se terminait alors par dissécation avec ou sans démangeaisons.

PHÉNOMÈNES GASTRIQUES.

La langue était au début humide avec enduit blanchâtre, rarement elle était rouge sur les bords. La température de la langue était modifiée dans quelques cas, elle était froide au début des accidents, mais ce symptôme n'etait pas constant. En général, la soif n'était pas très-vive, elle était plus prononcée lorsque la réaction était violente ou provoquée par des moyens excitateurs trop énergiques. Pendant les deux ou trois premiers jours, les malades se plaignaient d'une pesanteur incommode à l'épigastre, rarement ils accusaient une douleur vive dans cette région. L'anorexie et la constipation s'observaient généralement dans cette maladie, les vomissements n'étaient pas aussi fréquents.

ÉTAT DU POULS.

Le pouls était au début petit, concentré et légèrement fréquent. Plus tard, quand la réaction s'était opérée, il était large et plus ou moins accéléré. Les malades n'accusaient jamais ces battements du cœur pénibles et tumultueux qui s'observent dans les cas de suette ; ils ne se plaignaient pas non plus de cette anxiété précordiale, de ces étouffements qui s'observent dans cette maladie.

VOIES URINAIRES.

L'émission des urines était diminuée, elle n'était pas supprimée ; le liquide urinaire, variable dans ses qualités, était ordinairement rouge, il avait quelquefois sa coloration naturelle. On observait souvent au fond du vase des dépôts sédimenteux plus ou moins épais.

CÉPHALALGIE.

La tête n'était pas habituellement douloureuse, la céphalalgie ne s'observait que pendant la réaction, surtout si on avait employé des moyens violents pour la faciliter. Les malades se plaignaient quelquefois, au début seulement, de pesanteur siégeant à la région frontale. L'intelligence était toujours intacte, je n'ai pas observé de la somnolence ni du délire.

APPAREIL MUSCULAIRE.

Tous les malades se plaignaient d'une grande faiblesse musculaire en même temps qu'ils étaient saisis par le froid. Quelques-uns avaient de la peine à se tenir sur leurs jambes, leur démarche était chancelante. Un individu atteint de cholérine sudorale dans la rue marchait avec peine et d'une manière irrégulière, au point que les passants le croyaient pris de vin. Les crampes s'observaient presque toujours au début de la maladie en même temps que le refroidissement du corps. Les crampes n'étaient pas douloureuses et tenaces comme dans le Choléra; c'étaient plutôt des douleurs crampoïdes que de véritables crampes, arrachant des cris aux malades. Malgré cela, nous avons vu plusieurs malades qui se plaignaient de douleurs dans les membres pendant leur convalescence et même après leur rétablissement.

MARCHE DE LA MALADIE.

Après la description que nous venons de tracer rapidement, il est vrai; après les observations que nous venons de rapporter, il semblerait superflu d'indiquer la marche de la maladie. Cependant nous avons voulu ajouter quelques détails pour donner des notions complètes sur cette affection, que l'on peut diviser en deux périodes distinctes.

Première Période. — Dans cette première période, les malades étaient dans un état algide plus ou moins prononcé; ils avaient la tête entreprise, de l'oppression épigastrique, des douleurs crampoïdes aux extrémités. Les symptômes de la première période n'étaient pas de longue durée, ils ne résistaient pas habituellement aux moyens nombreux que l'on a employés.

Deuxième Période. — Celle-ci était plus longue, elle durait 7 à 8 jours, quelquefois davantage; pendant ce temps, des sueurs plus ou moins abondantes fatiguaient les malades. Dans le cours de cette période, on a remarqué une marche rémittente dans le retour de la transpiration, qui était plus abondante à certains moments. Le quinquina a été employé dans ces cas avec succès. L'éruption miliaire, qui a manqué le plus souvent, paraissait vers le troisième jour de la maladie.

TERMINAISON.

La Cholérine sudorale se terminait presque toujours par la guérison. Dans quelques cas peu nombreux, le Choléra se déclarait et entraînait les malades. Des écarts de régime, des imprudences d'une autre nature étaient souvent la cause du développement des symptômes cholériques. Nous avons observé quelques cas à Canohès, Le Soler, Pollestres, dans lesquels on ne pouvait mettre sur le compte de causes semblables l'apparition de la maladie asiatique. Il m'est arrivé de rencontrer quelques malades, surtout à Saint-Feliu-d'Availl, qui tombaient vers le 7e jour de la maladie dans un véritable état typhoïde. Dans ce village, nous avons observé un malade atteint de Cholérine sudorale qui paraissait dans un état satisfaisant, (on l'avait entouré des pieds à la tête de cruchons d'eau bouillante pour faciliter la transpiration) quelques jours après, il présentait des symptômes de fièvre adynamique à laquelle il a succombé.

CONVALESCENCE.

Elle commençait habituellement vers le 7e ou le 9e jour, quelquefois plus tard; rarement les malades passaient de la maladie à un état de santé parfait. Dans la plupart des cas, la convalescence était longue et pénible. Nous avons vu plusieurs individus guéris de cette maladie depuis longtemps se plaindre encore de faiblesse et de douleurs dans les membres. Bien que l'organe gastrique ne fût pas directement atteint dans cette maladie, il n'était pas rare de rencontrer des personnes qui avaient les fonctions digestives troublées.

CHAPITRE VII.

Diagnostic. — Pronostic du Choléra épidémique.

DIAGNOSTIC.

Les symptômes du Choléra sont tellement caractéristiques que l'on doit considérer le Diagnostic de cette maladie comme facile à établir dans la majorité des cas. Cependant, malgré la presque impossibilité de commettre des erreurs, il arrive souvent que quand une épidémie cholérique se déclare dans une ville, il y a désaccord entre les médecins. Ce dissentiment, au début d'une épidémie de cette nature, est loin de dépendre selon nous de la difficulté que les hommes de l'art éprouvent à distinguer le Choléra, mais bien de ce qu'ils ne veulent pas jeter l'alarme parmi leurs concitoyens. Quelques-uns même nient l'existence de la maladie, alors que tous les symptômes sont bien déclarés et faciles à reconnaître.

Dans les villes où règne le Choléra, il arrive souvent que les médecins sont appelés pour des personnes qui sont atteintes tout-à-coup et dans la nuit d'évacuations abondantes par le haut et par le bas, accompagnées de refroidissement des extrémités, de concentration du pouls. Ces phénomènes sont quelquefois produits par une indigestion, que l'on peut reconnaître par la nature des évacuations et par l'absence des symptômes pathognomoniques du Choléra. Néanmoins, il est quelquefois prudent de s'abstenir, puisqu'il peut arriver que ces dérangements des organes digestifs annoncent l'invasion du Choléra, surtout si on les néglige dès le principe ; nous avons observé deux cas de ce genre.

Pendant les fortes chaleurs de l'été et au commencement de l'automne, il se développe quelquefois, dans nos contrées méridionales, des affections cholériformes qui ont de prime abord la plus grande ressemblance avec le Choléra léger. Dans ces cas, si au début l'erreur est possible, elle ne tarde pas à se dissiper si on se donne la peine d'attendre avant de se prononcer d'une manière définitive. Nous connaissons des personnes qui sont sujettes en été à des affections cholériformes, qui ont beaucoup d'analogie avec le Choléra. Au commencement du mois de mai, nous avons été appelé pour Mad. X..., qui nous a offert des symptômes évidents de Choléra sporadique ou bilieux des anciens. Cette malade a eu déjà quatre fois la même affection sans qu'il existe chez elle une lésion qui puisse en expliquer le développement.

Lorsqu'une ville est sous l'imminence d'une épidémie de Choléra, les médecins doivent mettre dans l'observation de cette redoutable maladie la plus grande réserve. Les affections du tube digestif, les maladies aiguës des viscères abdominaux, la péritonite sur-aiguë, les empoisonnements en général, les accès pernicieux, les fièvres cholériformes, etc., peuvent simuler plus ou moins le Choléra, surtout à une époque où l'on a à redouter l'apparition de cette maladie. Dans ces circonstances, les antécédents, les renseignements minutieux pris auprès des personnes qui entourent le malade, l'examen des évacuations, l'état du pouls, la cyanose, les crampes, l'algidité, l'extinction de la voix, la suppression des urines, l'amaigrissement rapide et surtout le faciés cholérique, aideront à établir le diagnostic.

Le diagnostic des formes que peut offrir le Choléra mérite de la part du médecin une grande attention. En effet, s'il est prouvé que le Choléra peut revêtir la forme périodique, comme nous l'avons établi précédemment, il importe qu'on cherche à s'en assurer pour recourir au quinquina, au lieu d'employer en pure perte des moyens qui ne produiraient aucun résultat satisfaisant. La Cholérine est facile à reconnaître dans tous les cas, il est donc inutile d'insister sur son diagnostic. La Cholérine sudorale ne présente pas de grandes difficultés dans son diagnostic, le refroidissement subit du corps, les crampes, les sueurs abondantes, l'absence de diarrhée et de vomissement, rendront le diagnostic facile. Le Choléra foudroyant, dans lequel la mort arrive (ce qui est excessivement rare), sans que les évacuations cholériques se soient déclarées par la violence des crampes et de l'anxiété précordiale, peut offrir quelques difficultés au point de vue du diagnostic. Il est même probable que des cas de mort subite ont été attribués au Choléra foudroyant dans les villes où l'on redoutait cette maladie. On conçoit que dans ces cas l'autopsie cadavérique est le seul moyen de lever toute espèce de doute, alors que les symptômes n'ont pas pu dissiper l'erreur.

PRONOSTIC.

Le pronostic du Choléra épidémique qui a sévi dans notre département était en général grave, plus de la moitié des malades véritablement atteints de cette maladie succombaient (voir notre tableau général). Les exceptions à cette règle générale ont été peu nombreuses. Le jugement qu'on pouvait porter sur l'issue probable du Choléra se fondait sur la présence de plusieurs signes pronostiques que nous allons passer successivement en revue. En général, le pronostic du Choléra se déduisait de sa marche, de la forme de la maladie, des phénomènes précurseurs, de ceux qui l'accompagnaient, des causes et de toutes les conditions qui avaient favorisé son développement, du tempérament et des antécédents du malade, de son état moral, des moyens de traitement mis en usage, de la marche de l'épidémie et de son caractère général et enfin de toutes les circonstances qui pouvaient avoir une action quelconque sur le caractère de la maladie régnante.

SIGNES DÉDUITS DES FORMES DE LA MALADIE.

On conçoit aisément l'influence de la forme que revêt le Choléra sur le jugement que l'on doit porter dans cette maladie. De toutes les formes sous lesquelles cette affection peut se présenter, la plus grave est sans contredit la forme foudroyante. Dans ce cas, l'art est impuissant, car le mal frappe tout-à-coup avec la rapidité de la foudre et anéantit dans peu de temps toute activité vitale.

SIGNES TIRÉS DE LA MARCHE DE LA MALADIE.

La marche du Choléra méritait aussi toute l'attention du médecin : Lorsque l'évolution de cette maladie s'opérait d'une manière franche, lorsque la période de réaction était régulière et complète, le pronostic était en général favorable. Toutes les fois que la réaction n'était pas durable, que l'on voyait reparaître la cyanose, quand la période de réaction insuffisante se prolongeait pendant deux ou trois jours, il se manifestait des symptômes d'asphyxie lente qui entraînait les malades. L'absence ou mieux la courte durée des phénomènes précurseurs était un signe important au point de vue du pronostic. En général, les phénomènes précurseurs de courte durée étaient un signe défavorable ; combien de cholériques n'avons-nous pas vus qui, atteints de diarrhée légère dans la nuit, succombaient dans la journée pour avoir négligé d'attaquer ce premier symptôme de la maladie Asiatique. On ne doit pas avoir, en temps d'épidémie, une trop grande confiance dans le caractère des symptômes avant-coureurs, puisque nous avons eu plusieurs occasions de nous convaincre que les prodrômes les plus légers en apparence pouvaient être suivis d'une attaque grave de Choléra ; tandis que dans d'autres circonstances des vomissements intenses avec diarrhée abondante n'étaient pas suivis de symptômes graves.

SIGNES DÉDUITS DE LA MARCHE DE L'ÉPIDÉMIE.

La marche de l'épidémie pouvait aussi modifier le pronostic des cas de Choléra. Ainsi lorsque l'épidémie éclatait brusquement dans une localité, la mortalité était en général plus considérable que dans les cas où des prodrômes avaient annoncé son invasion.

Dans la période d'accroîssement ou d'augmentation de l'épidémie, les cas particuliers étaient plus graves; ils avaient ordinairement une intensité moindre pendant la période de déclin.

SIGNES TIRÉS DES SYMPTÔMES.

La signification des symptômes constituant le Choléra épidémique était sujette à varier. La violence des crampes, la décomposition rapide des traits, l'amaigrissement, étaient des signes de mauvais augure. La persistance de l'état algide avec oppression considérable, étaient deux signes fâcheux. Quand le globe de l'œil était affaissé, enfoncé dans l'orbite, la cornée plissée et comme desséchée, on devait toujours redouter une terminaison funeste. L'état de la voix, l'abaissement de la température de la langue, méritaient une certaine attention, leur persistance était un signe défavorable. La suppression brusque des vomissements et de la diarrhée a été funeste à quelques malades, qui tombaient dans un état d'assoupissement.

Le retour de la sécrétion urinaire était en général favorable. Cependant nous avons eu occasion d'observer plusieurs cholériques qui ont succombé, bien que l'émission des urines se fût effectuée à différentes reprises. On pouvait considérer le retour des urines comme très-heureux, si l'on observait en même temps la cessation ou du moins la diminution des crampes, des évacuations, de l'oppression, de la cyanose. L'état du pouls était aussi un guide assez fidèle : le pouls petit, concentré, coïncidant avec des sueurs visqueuses et une chaleur artificielle élevée, était souvent un signe fâcheux.

SIGNES DÉDUITS DES AFFECTIONS SECONDAIRES.

Les maladies survenant après le Choléra étaient quelquefois très-graves. Le délire annonçant une affection des méninges, la torpeur cholérique, l'état typhoïde, les irritations gastro-intestinales avec symptômes adynamiques, étaient les affections secondaires les plus fréquentes. Ces maladies exerçaient une grande influence sur la terminaison du Choléra. Dans certaines localités, et surtout à Saint-Féliu-d'Availl, l'état adynamique et typhoïde ont fait plus de ravages que le Choléra lui-même.

Les éruptions, les parotides avaient une signification ordinaire-ment favorable. Sans vouloir prétendre que l'on doive les considérer comme des crises nécessaires du Choléra épidémique , nous pensons, en nous fondant sur les faits que nous avons observés , qu'il est permis d'accorder à ces phénomènes une certaine importance au point de vue du pronostic.

Signes tirés des Conditions Hygiéniques.

Le Choléra était en général plus grave quand il attaquait des individus placés dans des conditions mauvaises d'habitation et de régime. La maladie offrait moins de gravité , sauf quelques exceptions, lorsqu'elle se déclarait sur des personnes vivant dans des conditions favorables.

Signes déduits des Conditions Individuelles.

L'âge, le sexe, le genre de vie, la constitution, l'état normal, etc., exerçaient une influence variable sur le pronostic. Chez les femmes et les vieillards, ainsi que chez les enfants, le Choléra était plus grave. Les excès, les émotions morales, vives, et surtout la crainte de la mort, aggravaient le mal et lui imprimaient une marche lente.

L'influence de la grossesse sur la terminaison du Choléra n'a pas été défavorable. La plupart des femmes grosses, atteintes de Choléra, ont accouché ou avorté, et en général la maladie a suivi, après l'expulsion du fœtus , une marche heureuse. Nous avons observé quelques faits qui prouvent que l'accouchement a exercé une action avantageuse sur la marche de la maladie. A Sainte-Marie et à Baixas , nous avons vu deux femmes atteintes de Choléra à la période algide, qui, après avoir mis au monde leurs enfants (chez l'une d'elles l'enfant était mort et cyanosé) , virent les symptômes diminuer d'une manière sensible et cesser complètement au bout de plusieurs jours.

CHAPITRE VIII.

Anatomie Pathologique.

Habitude Extérieure.

Nous avons observé quelques individus qui avaient succombé dans la période algide du Choléra et dont le corps présentait après la mort une température élevée très-remarquable. Nous avons eu aussi occasion de remarquer que la cyanose disparaissait quelquefois quelques heures après la mort. Le faciés des cadavres cholériques que nous avons visités, conservait presque toujours l'empreinte des souffrances profondes qui avaient été observées pendant la vie. La rigidité cadavérique se déclarait habituellement quelques heures après la mort. Ce phénomène était presque toujours très-prononcé.

Cavité Abdominale.

De tous les organes contenus dans l'abdomen, l'intestin est le seul qui nous a offert des lésions à peu près constantes. La muqueuse intestinale était rarement parsemée de granulations blanchâtres, dures et opaques. Nous n'avons pas observé des plaques réticulées analogues à celles que l'on rencontre chez les sujets qui ont succombé à la fièvre typhoïde. La membrane muqueuse de l'intestin grêle était ordinairement pâle et boursoufflée, celle du gros intestin était quelquefois injectée. Le péritoine était luisant, d'une sécheresse anormale, facile à déchirer, rarement injecté. La muqueuse de l'estomac n'offrait pas d'altération notable, cet organe contenait habituellement un liquide tantôt jaunâtre, tantôt blanchâtre ou verdâtre. Le foie nous a offert deux fois une augmentation de volume, la vésicule biliaire était souvent distendue par de la bile épaissie. Les reins ainsi que la vessie ne nous ont pas présenté des altérations remarquables ; dans un cas, nous avons rencontré la poche urinaire rétractée et contenant de l'urine trouble.

Cavité Thoracique.

Les ventricules du cœur renfermaient habituellement des caillots noirâtres, plus nombreux dans le ventricule droit que dans le gauche. L'engouement pulmonaire était une lésion fréquente. Les autres organes thoraciques ne nous ont pas offert des altérations notables.

Cavité Encéphalique.

En général, on trouvait les sinus de la dure-mère gorgés de sang noirâtre, poisseux, plus ou moins épais. La substance cérébrale n'était pas altérée, les membranes du cerveau étaient moins lubréfiées que dans l'état normal, elles ne nous ont pas présenté des lésions particulières.

Nous n'avons pas pu, à cause de nos occupations trop nombreuses durant l'épidémie, nous livrer à des recherches nécroscopiques considérables; par ce motif, nous ne pouvons entrer dans de longs détails au sujet de l'anatomie morbide, concernant les sujets qui ont succombé au Choléra épidémique.

CHAPITRE IX.

Traitement du Choléra.

Malgré les efforts louables sans doute de plusieurs médecins distingués, qui, sortant des voies battues, ont cherché dans la matière médicale des ressources plus efficaces que celles que nous connaissons, le traitement du Choléra épidémique est encore aujourd'hui aussi peu fixé qu'il l'était avant cette dernière épidémie. Le Choléra n'est pas, comme le pensent quelques médecins, une maladie fatalement mortelle; néanmoins on ne peut s'empêcher de reconnaître qu'il y a dans cette affection un caractère particulier de malignité, qui oppose une forte résistance aux moyens nombreux dont la science dispose. Les expérimentations nombreuses qui ont été faites durant le cours de cette dernière épidémie ont démontré plus que jamais la nécessité pour le médecin de s'attacher à l'observation des troubles fonctionnels de l'organisme malade et de déduire de cet examen les règles d'un traitement rationnel et pratique. En l'absence des moyens reconnus spécifiques du Choléra, la plupart des médecins de notre département ont cherché, dans le traitement de cette maladie, à régler leur conduite sur les indications. Cette manière d'agir a donné des résultats préférables à la médication spécifique qui, hâtons-nous de le dire, n'est qu'une utopie fâcheuse après laquelle se passionnent des médecins d'ailleurs recommandables. Nous sommes loin de partager l'opinion de ceux qui pensent que les moyens ordinaires dont la matière médicale dispose, ne peuvent être d'aucun secours dans le traitement du Choléra, qu'il faut de toute nécessité chercher un spécifique et que nos efforts seront vains et stériles tant que nous ne serons pas arrivés à ce résultat important. Nous ne voulons pas faire un crime à ceux de nos confrères qui cherchent à découvrir des moyens plus énergiques que ceux que nous employons tous les jours, mais nous ne saurions approuver les médecins qui croient, avec le vulgaire, qu'il existe nécessairement un remède spécifique contre chaque maladie et partant contre le Choléra.

« Trouver un médicament qui guérisse une maladie, surtout
» quand cette maladie décime cruellement les populations, est
» l'idéal non pas seulement des gens du monde mais encore de
» beaucoup de médecins....... Malheureusement les belles inven-
» tions se transforment vite en désappointements cruels, les
» spécifiques comme les plus belles choses ont à peine la vogue
» d'un jour....... et de spécifique en spécifique, d'essai en essai,
» de déception en déception, il vient un moment où le scepticisme
» thérapeutique est le terme final de cette dangereuse erreur. »

(Moniteur des Hôpitaux, Jules Davasse.)

Puisque nous n'avons d'autres armes pour combattre le Choléra que celles qui existent dans la matière médicale, puisque nous n'avons à notre disposition aucun spécifique certain contre cette terrible maladie déclarée, puisque enfin nous sommes impuissants contre la cause mystérieuse de cette maladie, le traitement doit nécessairement reposer sur les indications déduites des phénomènes principaux qui s'offriront à notre observation. En agissant ainsi, il sera permis d'attaquer la maladie d'une manière sinon très-efficace du moins toujours utile aux malades, qui sont trop souvent victimes des médications empiriques innombrables que l'on a vantées contre le Choléra.

Pour exposer avec ordre et méthode ce que nous avons à dire concernant le traitement généralement mis en usage, nous décrirons, en premier lieu, le traitement prophylactique, basé uniquement sur la connaissance des causes appréciables du Choléra. En second lieu, nous indiquerons les moyens à employer dès que l'influence épidémique a manifesté son action, c'est-à-dire contre les phénomènes précurseurs. La médication employée dans la première période, celle qui convient dans l'état réactionnel, les moyens dirigés contre les complications et les affections secondaires, et enfin le traitement que peuvent réclamer certaines formes du Choléra, compléteront la thérapeutique de cette maladie.

TRAITEMENT PROPHYLACTIQUE.

Le médecin n'a pas seulement pour mission de guérir les maladies, il doit s'occuper aussi, dans certaines circonstances, de prévenir, autant qu'il est en son pouvoir, les ravages des maladies populaires. C'est surtout en temps d'épidémie qu'il peut avoir une grande influence par ses conseils, mais il a malheureusement à lutter contre l'incurie, la négligence, l'ignorance d'un grand nombre de personnes qui ne veulent pas croire qu'elles s'exposent par leur manière d'agir au danger qui les menace. La prophylaxie à conseiller pour se mettre à l'abri des atteintes du Choléra est fondée sur l'étude des causes qui peuvent favoriser le développement de cette maladie. Parmi celles que nous avons signalées, il en est qui peuvent avoir beaucoup d'importance au point de vue du traitement préventif du Choléra. L'hygiène publique et privée nous fournissent les ressources nécessaires pour combattre certaines causes qui dépendent des conditions atmosphériques et des influences morales. Nous ne pouvons entrer à cet égard dans les développements étendus que réclamerait cette partie de notre rapport, nous nous bornerons à des généralités.

Les mesures préventives qui sont du domaine de l'hygiène publique, peuvent, lorsqu'elles sont justement appliquées, diminuer l'intensité du fléau asiatique ou du moins modérer ses ravages. En France, le Gouvernement s'est toujours sérieusement préoccupé des mesures sanitaires à prendre pour détourner les coups du Choléra. Certaines précautions préventives méritent d'être rappelées dans ce rapport à cause de leur importance réelle; nous les exposerons d'une manière succincte dans l'ordre suivant : 1° mesures concernant l'isolement et la séquestration des cholériques; 2° salubrité publique et assainissement; 3° assistance publique; 4° instructions ou conseils aux populations, en temps d'épidémie.

SÉQUESTRATION. — ISOLEMENT.

En parlant des causes, nous avons déjà démontré que la nature contagieuse du Choléra épidémique ne peut pas être admise d'une manière absolue. Cette opinion, basée sur l'observation attentive des faits, est adoptée depuis longtemps par des hommes qui font autorité dans la science. La plupart des médecins de notre département pensent, comme nous, que le Choléra qui a sévi sur notre pays était entièrement dépourvu du caractère contagieux.

Puisque le rôle que peut jouer la transmissibilité dans la propagation du Choléra est excessivement limité, il est inutile de se prémunir contre la contagion et d'avoir recours à une foule de moyens dont on a singulièrement exagéré les avantages. Aujourd'hui, les lazarets, les cordons sanitaires, les quarantaines, doivent être jetés dans l'oubli, car ces moyens d'isolement sont

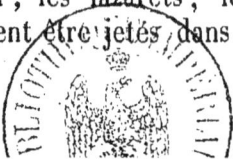

des précautions impuissantes qui n'ont pas pu arrêter la marche envahissante du Choléra. Que de personnes qui s'isolaient soigneusement, se tenaient éloignées des cholériques, ont pourtant été victimes de cette terrible maladie ! Est-ce une raison , nous dira-t-on, pour ne plus observer aucune règle sanitaire, pour se livrer désormais à l'ennemi ? Nous convenons volontiers qu'en temps d'épidémie, on ne doit jamais oublier ni négliger les préceptes de la prophylactique , lorsqu'il est prouvé qu'en les suivant on peut se préserver du fléau. Mais lorsque l'on voit tous les jours que la séquestration et l'isolement ne peuvent pas nous garantir de l'influence cholérique , il est superflu de conseiller certaines mesures préventives, dont l'inutilité est d'ailleurs reconnue par les esprits les plus éclairés.

Dès qu'une épidémie de Choléra vient à se manifester dans une ville , les médecins recommandent de s'éloigner du point attaqué et de se transporter dans des lieux où l'influence épidémique n'existe pas. L'éloignement de l'endroit où règne une maladie épidémique, n'est pas toujours un moyen certain de se préserver de la maladie, mais il est rationnel et a l'avantage d'agir sur le moral. La tranquillité du moral étant une garantie de plus, on conçoit que des personnes continuellement tourmentées par l'idée du Choléra soient dans un état de malaise qui cesse dès qu'elles ont pu abandonner les lieux ravagés. Je connais plusieurs personnes qui ont quitté Perpignan pour aller à Prades où l'épidémie sévissait aussi , mais elles l'ignoraient complètement. Cette circonstance les a préservées du Choléra bien qu'elles fussent au centre de la maladie.

Plusieurs personnes, ressentant déjà l'influence épidémique, ont succombé après avoir quitté brusquement leur pays. Ce fait semble prouver que l'éloignement du foyer épidémique ne doit pas être conseillé toutes les fois que l'on éprouve quelque symptôme précurseur du Choléra , car le changement d'air et de lieu n'est pas toujours favorable dans cette situation. L'individu qui abandonne un pays ravagé, offrant déjà des symptômes avant-coureurs, tels que diarrhée, anorexie, nausées, malaise, etc., se trouve dans des conditions telles que le changement de climat peut provoquer l'explosion du Choléra qui était resté jusque-là à l'état d'incubation. Dans certains cas, on a vu au contraire des personnes, ayant la diarrhée depuis quelques jours, être guéries par le seul éloignement du foyer de l'épidémie. Je crois que dans ces circonstances, l'influence morale a joué le plus grand rôle et que c'est elle qui a produit ces modifications inattendues.

Malheureusement l'éloignement est une ressource qui est enlevée au plus grand nombre et, d'un autre côté, les hommes dévoués à la cause de l'humanité ne doivent jamais déserter au moment du danger, puisque c'est à eux qu'il appartient de relever le courage des habitants. On doit alors recommander aux personnes qui sont obligées de rester, l'observation rigoureuse des règles hygiéniques, qui peuvent toujours affaiblir l'action de l'agent morbide. C'est au médecin qu'il est réservé de se prononcer sur l'importance du régime, du genre de vie et de tout ce qui concerne l'hygiène privée; il doit aussi insister, auprès de ses concitoyens, sur le caractère non contagieux du Choléra, car il faut, selon nous, éviter avec soin tout ce qui pourrait jeter l'alarme et le découragement dans l'esprit de la population.

MESURES DE SALUBRITÉ.

C'est aux Autorités municipales qu'il appartient de faire disparaître, par tous les moyens qui sont en leur pouvoir, les causes d'insalubrité qui peuvent contribuer sinon au développement de la maladie du moins à son extension et à son intensité. On fera enlever le plutôt possible toutes les immondices, les fumiers qui couvrent encore de nos jours les rues de plusieurs villages du département; on les fera déposer dans des points isolés où leur action ne soit pas nuisible aux habitants. Toutes les émanations provenant des voiries, des fosses d'aisance, des corps organiques quelconques en décomposition, doivent être promptement écartées, car elles peuvent contribuer à augmenter les ravages du mal. On fera surveiller les établissements insalubres; il convient que là où se trouvent de grandes réunions d'hommes l'air puisse se renouveler facilement, car l'encombrement peut produire des résultats fâcheux, surtout en temps d'épidémie. Dans ces circonstances, il faut empêcher l'agglomération de plusieurs individus sur un même point. Il est donc du devoir de l'Autorité de défendre, pendant le Choléra, les réunions nombreuses, qui peuvent avoir une certaine influence sur l'intensité du fléau indien. On devra aussi visiter les maisons malsaines des villes, surtout celles où se trouvent réunies des familles entières dans des espaces étroits privés d'air et de soleil.

A Perpignan, il existe plusieurs maisons, principalement dans le quartier Saint-Jacques (rue des Farines), qui ont été des véritables foyers. Dans ces habitations, on trouve au rez-de-chaussée du fumier et des animaux domestiques de toute espèce, dont les émanations infectes ont une action très-nuisible sur les personnes de la maison, qui sont en outre logées dans des chambres étroites sans air et sans propreté. Il serait à désirer, malheureusement cette mesure ne sera pas facile à réaliser, il serait à désirer que pendant une épidémie de Choléra ou mieux avant son invasion , on pût disséminer les familles les plus pauvres et les plus mal logées dans des asiles spacieux , offrant des conditions hygiéniques meilleures.

En parlant des causes d'insalubrité, au point de vue de leur influence sur les ravages des épidémies de Choléra, nous avons fait ressortir toute l'importance que l'on doit attacher aux mesures d'assainissement propres à diminuer l'intensité des épidémies. Dans nos villages, beaucoup d'améliorations sont indispensables pour ce qui a trait à la salubrité publique. Malheureusement les habitants attachent trop peu d'importance à l'influence des causes d'infection sur la santé. Dans ces circonstances, l'Autorité doit s'en rapporter aux hommes de l'art, dont les conseils pourront éclairer sa bonne volonté.

Les anciens recommandaient d'allumer de grands feux, de brûler des parfums et des bois résineux, moyens complètement inutiles qui sont sans action sur les qualités délétères de l'air. Mead raconte que, dans la peste de Londres, après qu'on eût donné des ordres pour allumer des feux dans tous les carrefours pendant trois jours entiers, dans la nuit qui les suivit, il ne périt pas moins de 4,000 personnes. Dans quelques localités de notre département , l'Autorité a fait allumer des feux sur les places publiques et dans plusieurs autres points , sans que ces moyens aient produit un résultat satisfaisant. A Thuir et à Ceret, l'épidémie a semblé augmenter après qu'on eut eu recours à cette pratique ancienne ; il n'y avait là bien évidemment qu'une simple coïncidence.

Le camphre a été mis en usage comme préservatif ; ce moyen a été employé avec une grande exagération ; nous sommes loin de croire à son efficacité réelle ; mais le camphre a dans ces circonstances le grand avantage d'agir sur le moral. A Perpignan, le camphre et l'ail ont joui d'une certaine vogue ; ils ont été regardés à tort, selon nous, comme des agents capables de neutraliser les effets d'une atmosphère viciée. Nous avons donné des soins à une dame qui a succombé au Choléra dans l'espace de dix heures, et dont l'appartement répandait une odeur d'ail repoussante. Il est singulier de voir des personnes adopter et se soumettre à ces pratiques sans fondement, plutôt que de suivre les règles d'une hygiène convenable et utile à la santé.

ASSISTANCE PUBLIQUE.

La distribution des soins et des secours est une des mesures les plus importantes, lorsqu'un pays est sous le coup d'une épidémie de choléra ; c'est aux hommes de l'art et aux autorités qu'il appartient de tout ordonner, de tout disposer, afin d'atténuer les ravages du fléau asiatique. C'est pendant les épidémies que les médecins doivent montrer un zèle à toute épreuve et que les administrateurs ont besoin d'une grande activité et d'une fermeté inébranlables.

Grâce aux soins et à la vigilance de M. le Préfet, les Maires de toutes les localités envahies par le Choléra ont reçu gratuitement les remèdes nécessaires pour le traitement des cholériques pauvres. M. le baron de Lassus ne s'est pas borné à faire délivrer les médicaments, il s'est transporté lui-même dans tous les points cruellement décimés pour distribuer des secours aux indigents et organiser des commissions chargées d'assister les malheureux frappés par l'épidémie régnante.

A Thuir, au moment où le Choléra venait de faire irruption, une commission de secours s'est formée spontanément dans le but d'assurer aux indigents une nourriture plus saine et plus abondante et des médicaments. Nous avons pu apprécier à différentes reprises les bienfaits de cette commission, composée des hommes les plus dévoués de la ville de Thuir. Malheureusement dans beaucoup de villages où l'épidémie a acquis des proportions considérables, on n'a pas imité le zèle et le dévouement des habitants de Thuir.

Les commissions de l'assistance devraient être organisées d'avance, car elles peuvent alors rendre de grands services en diminuant les ravages du Choléra parmi la classe pauvre. Dans les grands centres de population, on peut créer, en temps d'épidémie, des ambulances ou des asiles temporaires pour les pauvres ; mais dans les petites villes nous préférons les secours à domicile, si le nombre des médecins est suffisant pour ce service. A Perpignan, grâce à la sollicitude de M. Aragon, maire de la ville, on a étendu et multiplié l'assistance, à domicile. Tous les médecins ont été autorisés par M. le Maire à faire délivrer gratuitement les médicaments aux cholériques pauvres auprès desquels ils étaient appelés. Cette mesure a produit de bons résultats, et la loyauté avec laquelle les médecins l'ont employée a été cause qu'il n'en est pas résulté le moindre abus. Durant l'épidémie, deux médecins de la ville, à tour de rôle, ont monté, tous les jours, la garde dans une salle de la Mairie. Cette mesure a rendu les plus grands services pendant l'épidémie.

Dans certains quartiers de la ville, l'administration des secours à domicile a rencontré les plus grandes difficultés ; elle a même été quelquefois impraticable, car les habitants étaient dans des conditions fâcheuses qui rendaient tous les secours sans utilité réelle. Nous avons été appelé, et tous les médecins de Perpignan ont pu constater les mêmes faits, dans des maisons où se trouvaient des cholériques dans un dénûment complet, qui malgré cela préféraient leur asile infect à l'hôpital, où des soins leur auraient été donnés d'une manière active et convénable. Pendant une épidémie de Choléra, on ne saurait trop engager les indigents, frappés par la maladie régnante, à se faire transporter de bonne heure dans les hôpitaux où ils trouveront des secours efficaces.

INSTRUCTIONS.

Dans toutes les villes qui ont été envahies par le Choléra épidémique, l'autorité a compris qu'il était de son devoir de répandre dans le public des instructions dans le but de détruire certains préjugés, de faire connaître les causes qui favorisent le développement de la maladie et les moyens de s'en garantir, en suivant les conseils basés sur les données les plus rationnelles. Comprenant l'utilité de ces instructions, M. le Préfet chargea, au début de l'épidémie, le conseil d'hygiène et de salubrité publiques du département de rédiger une instruction simple, qui fut adressée aux maires de toutes les communes du département.

Les précautions suivantes me paraissent devoir être recommandées pour se préserver du Choléra :

Pour l'alimentation, on ne changera rien à ses habitudes si la tempérance y préside, on fera un choix d'aliments sains et de facile digestion, on s'abstiendra de champignons, d'escargots, de viandes salées, de poisson mariné. On choisira de préférence sa nourriture dans le règne animal; la viande de bœuf ou de mouton rôtie ou grillée sera toujours préférée. Les viandes molles et fades, qui contiennent de la gélatine, conviennent moins parce qu'elles rendent la digestion difficile. Le poisson frais de mer et de rivière, les œufs, les légumes ne doivent pas être rayés du tableau culinaire. Les pommes de terre seront préférées aux fèves, haricots, lentilles; il serait convenable de passer ces légumes pour les séparer de leur enveloppe qui est difficile à digérer. On usera avec modération des légumes frais et des végétaux aqueux; on s'abstiendra de mêler aux substances alimentaires une trop grande quantité de poivre, sel, safran, cannelle, moutarde, etc., en un mot, de tous les condiments capables de produire un effet irritant sur la muqueuse de l'estomac.

Le pain dont on fera usage sera bien levé et bien cuit; on se privera de végétaux bulbeux, tels que oignons, porreaux, échalottes, poivrons, ainsi que de raves, de radis et de salade. On mangera peu de fruits et on les choisira bien mûrs et non gâtés.

La boisson la plus pure, comme la plus naturelle, est l'eau de bonne qualité mélangée avec du vin. Pour étancher la soif, on fera usage d'eau coupée avec des sirops rafraîchissants. Les personnes occupées journellement à des travaux fatigants, qui ont besoin de se désaltérer pendant le jour, pourront employer de l'eau aiguisée avec un peu d'eau-de-vie; elles boiront peu à la fois et éviteront de boire froid pendant la transpiration. Dans les soirées et les réunions, on fera bien de s'abstenir de glaces, de sorbets et de tout ce qui peut produire un refroidissement subit de l'estomac. On s'interdira l'usage des boissons fermentées, comme le cidre, la bière, l'eau-de-vie, le vin acide, etc. Les personnes qui font habituellement usage de café et de thé, feront bien de continuer l'emploi de ces boissons toniques en petite quantité.

Tout ce qui peut produire une grande déperdition des forces physiques et morales peut être nuisible à la santé et prédisposer au Choléra. On évitera donc de se livrer à tout travail pénible et fatigant, aux veilles prolongées, aux émotions morales vives, à la crainte, à la tristesse, en un mot, à tous les excès quelconques qui peuvent débiliter notre organisme.

En temps d'épidémie, on fera bien de prémunir le corps et surtout l'estomac et les pieds contre le froid humide; on portera dans ce but autour du ventre une ceinture en laine ou en flanelle et on mettra des chaussons pour tenir les pieds chauds. Ces précautions sont utiles si la saison est rigoureuse, elles nous paraissent très-avantageuses en automne, alors que des variations de température commencent à se faire sentir. On recommandera aux habitants de la campagne de ne pas se coucher sur la terre nue et de ne plus dormir la nuit en plein air, comme on a l'habitude de le faire en été; on leur recommandera aussi de ne pas se reposer dans un lieu frais, à l'ombre ou à un courant d'air, le corps étant en transpiration.

Pendant le Choléra, il est imprudent de rester long-temps les pieds dans l'eau froide, surtout après de fortes fatigues aux ardeurs du soleil. Nous avons vu plusieurs personnes être atteintes de Choléra après avoir mis pendant long-temps les pieds dans l'eau froide. On évitera autant que possible l'humidité et le froid de la nuit et on ne sortira pas de bon matin l'estomac vide.

On éloignera des maisons les fumiers et accumulations de matières fécales solides ou liquides, et on nétoyera de fond en comble les habitations. Si le pauvre ne peut pas avoir une maison bien située, il peut la tenir proprement, en la débarrassant de toutes les immondices qui la rendent insalubre. En temps d'épidémie surtout, aucun soin de propreté personnelle, tant pour le corps que pour les vêtements, ne doit être négligé. Le linge des lits sera aussi d'une grande propreté, on laissera circuler l'air tous les jours dans les appartements. Dans les pensions, les colléges, les hospices, les dortoirs seront pourvus de cheminées d'appel; les grands ateliers et les fabriques seront munis de ventilateurs. Il faut enfin éviter l'encombrement partout où il y a des malades en grand nombre.

Lorsqu'on se sera placé dans ces conditions hygiéniques, on pourra résister plus facilement à l'influence épidémique. Si, malgré les précautions que nous venons d'indiquer rapidement, on vient à éprouver une indisposition plus ou moins intense, un dérangement des fonctions digestives qui, dans toute autre circonstance ne réclamerait que le repos et la diète, on appellera le médecin qui appréciera la nature et la gravité du mal et qui indiquera le traitement à suivre.

Dans la grande majorité des cas, le Choléra est précédé de diarrhée, mais il existe des cas dans lesquels les déjections alvines ne paraissent que quand la maladie a pris une inquiétante gravité. Dans ces circonstances, les malades éprouvent un sentiment de froid extérieur qu'on perçoit au toucher, avec de légers vertiges, un sentiment de vide dans la tête, des crampes ou des fourmillements musculaires dans les membres.

Dans une instruction populaire, on doit s'abstenir, selon nous, d'indiquer les remèdes propres à combattre les premiers symptômes du Choléra, afin de prévenir les abus qui pourraient en résulter. On a malheureusement trop répandu et multiplié les recettes pour guérir infailliblement cette redoutable maladie.

Voici, en peu de mots, la conduite à tenir avant l'arrivée du médecin : On couchera le malade dans un lit bien chaud et on employera, pour rappeler la chaleur, des bouteilles d'eau chaude, des sachets de sable, de cendre, des briques chaudes enveloppées dans des linges, des serviettes fortement chauffées, etc. Si le malade est tourmenté par une soif vive, on lui donnera des infusions de tilleul, de camomille, du thé, mais en petite quantité, car ces boissons prises en abondance ont l'inconvénient de relâcher davantage la muqueuse intestinale et de faciliter ainsi la diarrhée. On mélangera à ces boissons quelques gouttes d'éther sulfurique, de la teinture de camomille ou de la teinture éthérée de camphre. Ces moyens simples, qui ne peuvent en aucun cas devenir nuisibles, suffiront avant l'arrivée du médecin qui prescrira la médication qui lui paraîtra convenable.

TRAITEMENT CURATIF. — TRAITEMENT DES PRODRÔMES.

On ne saurait être trop pénétré de l'importance que l'on doit accorder aux phénomènes précurseurs du Choléra, puisqu'en combattant ces premiers symptômes on pourra sauver la vie à un grand nombre de personnes et diminuer, d'une manière certaine, les ravages de cette maladie. Cette opinion admise depuis longtemps par tous les médecins, devrait être répandue dans tous les rangs de la société et principalement dans la classe pauvre, qui rejette trop souvent les conseils qu'on lui donne. En temps d'épidémie, il faut que tout malaise bien marqué, toute indisposition insignifiante dans les temps ordinaires, soient combattus, car il peut arriver qu'un dérangement fonctionnel, léger en apparence, soit suivi de l'explosion du Choléra épidémique.

C'est à tort que l'on a répété que le Choléra était toujours précédé de diarrhée, car nous avons observé quelques cas dans lesquels ce phénomène morbide n'a pas été constaté, comme nous l'avons dit précédemment. Il est donc indispensable que l'on sache que les prodrômes du Choléra consistent quelquefois dans un abattement insolite, de l'anorexie, un sommeil agité, un affaissement particulier des traits, de l'anxiété précordiale, de légers vertiges.

Les phénomènes précurseurs du Choléra réclament toute l'attention du médecin, qui doit les combattre par des moyens appropriés. Si le malade accuse un malaise général avec céphalalgie sus-orbitaire, affaiblissement musculaire, anorexie, langue large, blanchâtre, l'ipécacuanha pourra produire d'excellents effets, comme nous avons pu nous en convaincre plusieurs fois durant le cours de cette épidémie. Après l'administration du vomitif, nous conseillions des infusions de camomille, de feuilles d'oranger ; chez les sujets lymphatiques, nous avions recours aux amers et surtout à une décoction de gentiane, qui faisait disparaître l'atonie du système digestif. S'il existe des symptômes indiquant que les intestins fonctionnent mal, si la langue est saburrale, le ventre ballonné après le repas, on peut avoir recours avec avantage au citrate de magnésie ou bien à un autre purgatif salin.

Lorsque la diarrhée existait, avec ou sans colique, quand il survenait des borborygmes, il était nécessaire de soumettre le malade à la diète et au repos. Si le tempérament bilieux prédominait, s'il y avait des signes de turgescence hépatique, on employait des sangsues sur l'hypocondre droit ou mieux à l'anus, et ensuite des cataplasmes émollients laudanisés. Dans les cas de diarrhée légère avec coliques vives, le laudanum de Sydenham en lavement, nous a rendu de grands services ; les tisanes de riz ou toute autre boisson féculente conviennent également dans ces cas. Ordinairement ces moyens suffisaient pour calmer la diarrhée; s'ils ne pouvaient atteindre ce but, le sous-nitrate de bismuth à dose élevée, réussissait alors très-souvent. Dans ces circonstances, on peut s'adresser aussi aux astreingents, tels que le ratanhia, le monésia, le cachou, le diascordium, etc., qui font disparaître la diarrhée, surtout lorsque la muqueuse gastro-intestinale est dans un état d'atonie.

Le changement de régime produisait quelquefois des irritations du ventre, qui disparaissaient en modifiant la manière de vivre et en faisant usage de boissons adoucissantes et tempérantes. Quelquefois nous observions des personnes qui avaient uniquement un état d'atonie des voies digestives , accompagné d'éructations pénibles, l'eau de Seltz et les amers, pris le matin, sont les moyens qui nous paraissent indiqués dans ces cas légers.

Les phénomènes précurseurs qui étaient caractérisés par des phénomènes nerveux, tels que sentiment de vide dans la tête, frissons passagers, affaissement, lassitude générale, perte d'appétit, sommeil difficile, exigeaient le repos au lit et l'usage des boissons antispasmodiques et diaphorétiques , telles que l'infusion de menthe , de mélisse , de feuilles d'oranger , le tilleul , la camomille , etc.

Lorsque les malades se plaignent de vertiges, de malaise, perte d'appétit, insomnie, agitation , on doit conseiller le repos et une évacuation sanguine locale ou générale, si le malade est robuste et d'un tempérament sanguin.

Comme on a pu voir, par ce qui précède, les indications tirées des prodrômes du Choléra sont nombreuses et variables , leur importance est immense. Nous avons déjà dit combien il est utile qu'en temps d'épidémie la plus simple indisposition ne soit pas négligée, car il est bien prouvé aujourd'hui qu'on peut, en agissant ainsi, faire avorter la maladie ou diminuer quelquefois sa gravité.

Traitement de la Première Période du Choléra.

Les phénomènes qui constituent la première période du Choléra épidémique ont de tout temps attiré l'attention des médecins. C'est en effet sur les symptômes de l'état algide que se sont concentrés tous les efforts de la thérapeutique. Les moyens mis en usage pour combattre la période cyanique du Choléra sont très-nombreux , mille médications différentes ont été prônées , aucune jusqu'à présent n'a pu être considérée comme spécifique. Trois méthodes générales ont été employées durant le cours de cette épidémie : La méthode des indications, celle des symptômes et celle des spécifiques. Nous exposerons avec détail les résultats obtenus en suivant ces trois méthodes différentes. Mais avant d'énumérer les moyens mis en usage dans la première période, il nous semble utile d'étudier la nature des phénomènes qui la constituent.

Ce qui nous frappe le plus en arrivant auprès d'un cholérique, qui est dans la première période de la maladie, ce sont les évacuations caractéristiques, répétées par le haut et par le bas, le froid glacial répandu sur tout le corps, la lenteur et la petitesse du pouls, la cyanose, les crampes. Le malade atteint de Choléra éprouve donc tout-à-coup une déperdition de liquide dont le siége est la muqueuse du tube digestif. Cette évacuation est quelquefois si abondante que l'organisme tombe bientôt dans un état d'épuisement qui trouve sa source dans ces excrétions morbides multipliées, qui altèrent d'une manière si rapide les fonctions respiratoires et circulatoires. Si le mal cesse ses ravages, si l'organisme a encore assez de force pour réagir contre l'agent morbide, on voit alors se manifester la période de réaction, qui n'est autre qu'une excitation générale, qu'un effort de l'énergie vitale pour reprendre le jeu des fonctions si profondément troublé.

De l'observation attentive des phénomènes que nous venons de rappeler découlent deux indications principales, qui ont pour but de diminuer d'abord les évacuations, de les ramener à leur type normal et de ranimer ensuite les forces de l'organisme pour les aider à réagir et à récupérer l'équilibre fonctionnel. Les moyens employés pour atteindre cette double indication sont excessivement nombreux, nous rappellerons ceux qui ont été mis en usage dans notre département et ceux qui nous paraissent les plus utiles.

Les *excitants* sont les médicaments qui ont été le plus souvent administrés à l'intérieur pour faciliter la réaction. L'acétate d'ammoniaque en potion, depuis 4 grammes jusqu'à 20 et 30 grammes, le carbonate d'ammoniaque, l'ammoniaque liquide, l'éther, le camphre, l'alcool nitrique, l'huile de Cajeput, l'essence de menthe poivrée, la teinture de camomille, les boissons excitantes et diaphorétiques, etc., tels sont les moyens le plus souvent employés. Ce sont les remèdes les plus connus que l'expérience a consacrés et que la raison adopte sans répugnance; nous les avons mis en usage dans plusieurs cas; nous avons souvent conseillé la potion de Récamier, formulée ainsi :

R. Infusion de menthe,		
Infusion de sureau,	}	ââ 45 grammes.
Décoction de Salep,		
Acétate d'ammoniaque,		20 grammes,
Laudanum de Sydenham,	}	ââ 2 gram. 50 centig.
Ether saturé de camphre,		
Sirop d'écorces d'oranges amers,		35 grammes.
Mêlez. f. potion.		

La tisane indiquée par M. Magendie peut aussi être utile dans la première période du Choléra asiatique, voici sa composition :

R. Infusion de camomille , 500 grammes ;
Acétate d'ammoniaque, 25 grammes ;
Teinture d'écorces de citron , 15 grammes ;
Sirop de sucre , q. s.
M.

Le *camphre* est loin d'avoir une vertu spécifique contre le Choléra, comme quelques médecins l'ont avancé. Les homéopathes ont beaucoup contribué à répandre dans toute la France l'esprit de vin camphré, qu'ils considèrent comme un remède efficace au début des accidents cholériques. Sans avoir prescrit ce moyen homéopathique, nous l'avons vu employer dans bon nombre de cas, car la plupart des familles de nos campagnes étaient pourvues d'un petit flacon d'esprit de camphre. On l'employait à la dose de deux gouttes, sur un morceau de sucre , dans une cuillerée d'eau de tilleul ou dans toute autre infusion diaphorétique , jusqu'à ce que la réaction eût commencé; on éloignait les doses dès que la chaleur se rétablissait. Dans les cas légers, lorsqu'il existe simplement froid des extrêmités, frisson externe, défaillance, anxiété précordiale , malaise , ce médicament employé avec des sinapismes semblait faciliter la chaleur. Mais lorsqu'il s'agissait du véritable Choléra asiatique, on perdait positivement son temps , et on exposait les malades au danger, si on leur conseillait l'usage de l'esprit de camphre pour faire cesser l'état algide. Quelques praticiens ont associé avec avantage dans certains cas le camphre à l'éther et à l'opium. Nous avons nous-même eu recours à ce mélange qui nous paraît utile.

L'*éther* est un médicament que nous avons recommandé bien souvent; nous l'avons administré en suivant la méthode du professeur Trousseau, qui prescrit (v. Traité de Thérapeutique , édit. 1847) le sirop d'éther à la dose d'une cuillerée à bouche toutes les heures, concurremment avec la glace et une boisson excitante. Nous avons aussi employé l'éther associé au laudanum de Sydenham et à l'acétate d'ammoniaque.

L'*huile de Cajeput* a joui dans l'Inde d'une grande réputation comme diaphorétique, nous l'avons mise en usage dans un cas désespéré, à la dose de 40 gouttes, elle n'a produit aucun effet appréciable.

Quelques médecins ont rejeté les excitants à l'intérieur, parce qu'ils prétendent que ces médicaments produisent une irritation fâcheuse du tube intestinal. Il est possible que l'acétate d'ammoniaque, par exemple, puisse déterminer une irritation gastrique, si on donne ce moyen à des doses trop élevées, ou bien s'il est trop long-temps continué chez des personnes irritables ayant déjà une vive susceptibilité des organes gastriques. Les faits que nous avons observés nous portent à penser qu'il y a exagération dans cette opinion, car les moyens excitateurs que nous venons d'énumérer ont été généralement favorables quand ils ont été employés à propos.

Les émissions sanguines locales et générales ont été aussi employées dans la première période du Choléra, afin de rétablir et faciliter la circulation du sang. La saignée, si heureusement employée par M. Gendrin, a été pratiquée, suivant les cas, avant la cyanose pour combattre les congestions primitives du cerveau et surtout du poumon, au début de la cyanose, pour activer le mouvement circulatoire, et en général toutes les fois que les forces du sujet le comportaient et que l'on observait en même temps des symptômes d'asphyxie commençante. La saignée générale n'a guère été mise en usage, on s'est borné principalement à recommander des applications nombreuses de sangsues. Les médecins de Thuir ont eu recours à la saignée générale au début des symptômes cholériques chez des individus robustes et dans la force de l'âge. Nous avons pu nous assurer des résultats avantageux qu'ils avaient retiré des émissions sanguines générales dans deux cas.

Les applications de sangsues en grand nombre sur l'épigastre ont été souvent employées dans le but de combattre l'oppression, l'anxiété précordiale et pour faire cesser les congestions thoraciques. Dans plusieurs localités, on a eu recours avec succès aux applications de sangsues à l'épigastre, pour diminuer les vomissements. Les sangsues sont utiles lorsque le malade atteint de Choléra éprouve une anxiété précordiale très-pénible, que l'état du pouls n'indique pas une altération profonde dans la circulation, lorsque les évacuations par le haut et par le bas ne sont pas très-fréquentes, que l'état algide n'est pas bien prononcé, que les forces ne sont pas déprimées. Si le malade est glacé, la circulation très-ralentie, la cyanose très-prononcée, la débilité profonde, on ne peut guère songer à l'emploi des sangsues, qui seraient dans ce cas inutiles et nuisibles. J'ai vu employer la saignée générale dans ces circonstances, pour enlever une certaine quantité de sang qui est visqueux et ne s'hématose plus et pour combattre les congestions viscérales passives. Les effets des émissions sanguines générales sont fort douteux dans des cas semblables, cependant il est permis quelquefois d'avoir recours à ce moyen énergique dans des cas graves, alors qu'on s'est adressé à des moyens nombreux qui n'ont produit aucun résultat satisfaisant.

L'*opium* et ses diverses préparations ont été placés depuis long-temps à la tête des médicaments conseillés contre le Choléra épidémique. Les opiacés doivent être employés à des doses considérables, si l'on veut obtenir un effet sensible. On a reproché aux préparations calmantes de produire des congestions viscérales; on a dit aussi que l'opium était un moyen sans valeur, puisqu'il s'adressait aux symptômes du Choléra et non à la maladie elle-même. La diarrhée, les coliques, les vomissements, a-t-on dit, contre lesquels vous administrez les opiacés, ne constituent pas le Choléra, ils ne sont que des symptômes de cette affection, car ils peuvent manquer, ils peuvent même disparaître sans que la maladie soit enrayée. En outre, en prescrivant ces préparations thébaïques, vous supprimez brusquement les évacuations cholériques et pouvez en agissant ainsi amener des métastases. Toutes ces objections plus ou moins fondées tombent devant l'observation rigoureuse des faits. Il est possible que l'opium entre des mains inexpérimentées puisse produire des accidents graves, mais quand ce moyen énergique est employé d'une manière rationnelle, il peut donner des résultats très-heureux. Dans la plupart des localités ravagées de notre département, les médecins ont eu à se louer de l'usage des opiacés; ils ont essayé diverses médications pour revenir à l'opium, qui leur a fourni des succès incontestables. Ce médicament n'est pas un spécifique du Choléra, mais il peut rendre au praticien de grands services dans le traitement de cette maladie.

Un mot maintenant sur les cas qui réclament l'emploi de l'opium et sur les divers modes d'administration de ce médicament. Au début des accidents cholériques, lorsque le malade accuse des douleurs tormineuses insupportables, que le refroidissement est limité aux extrémités, que des crampes douloureuses accablent le malade, qui est déjà épuisé par des évacuations alvines incessantes, on aura recours avec confiance à l'opium. Si le malade est dans un état algide prononcé, si la cyanose est bien étendue, la respiration gênée, le pouls supprimé, ce n'est pas les préparations thébaïques qu'on devra employer. Dans cette circonstance les excitants externes sur la colonne vertébrale, et à l'intérieur, sont des moyens plus rationnels, car dans ce cas, il s'agit d'imprimer une forte secousse à l'organisme pour qu'il puisse résister à la violence du mal. Dans les cas de Choléra épidémique de moyenne intensité, et dans les cas graves, au début des accidents, l'opium produit toujours un soulagement marqué et vivement senti par les malades, qui voient leurs coliques violentes et leurs crampes se calmer, les évacuations alvines diminuer et les forces revenir lentement. Soulager les souffrances des cholériques, amoindrir les causes qui les débilitent, qui les épuisent, telles sont les indications capitales qui se présentent à remplir en ayant recours aux préparations dont l'opium est la base.

Le *laudanum de Sydenham* est la préparation opiacée à laquelle on s'est adressé le plus souvent; nous la préférons aux autres, car elle nous paraît jouir d'une plus grande efficacité dans le traitement du Choléra. Le vin d'opium composé a été employé seul dans une potion gommeuse de 120 grammes à la dose de 20, 30 et 40 gouttes et au-delà. Nous l'avons souvent associé avec l'éther et l'acétate d'ammoniaque à une dose assez élevée. Nous avons souvent conseillé une mixture composée de laudanum, eau de fleur d'oranger et éther sulfurique. Ce mélange, connu déjà depuis longtemps, a rendu de grands services dans un grand nombre de localités où on l'a employé. Le laudanum a été aussi recommandé avec succès en lavements pour calmer les coliques et la diarrhée; les cataplasmes laudanisés appliqués sur l'abdomen sont fort utiles pour faire disparaître les douleurs tormineuses qui fatiguent souvent les pauvres cholériques. Le laudanum a été mis en usage en friction pour calmer les crampes; dans ce cas, son action est tout-à-fait accessoire. L'extrait d'opium a été aussi employé souvent associé avec des astringents pour diminuer les selles et calmer les premiers accidents du Choléra léger.

Nous n'avons pas eu occasion d'essayer le catéthérisme opiacé indiqué par le docteur Riberi (*Gazette des Hôpitaux*, novembre 1854). Pour pratiquer cette médication, on se sert d'un cathéter en gomme élastique enduit d'opium, que l'on introduit dans le canal de l'urètre à différentes reprises. On pourrait recourir à ce moyen dans les cas où l'absorption est nulle dans les membranes muqueuses gastriques. Ce que nous disons de l'opium est appli-

cable à tout autre agent susceptible d'être absorbé par la muqueuse urétrale.

La plupart des praticiens s'accordent à considérer l'*ipécacuanha*
comme un agent thérapeutique d'une grande utilité dans le traitement du Choléra. Dans notre département, ce médicament n'a
pas été généralement employé ; quelques malades pusillanimes
s'obstinaient à ne pas prendre un remède qui les faisait vomir ,
alors qu'ils redoutaient les vomissements. Plusieurs médecins qui
reconnaissaient à l'ipécacuanha ses avantages marqués, pour remplir
les indications qui peuvent se présenter au commencement des
phénomènes cholériques, l'ont administré avec succès. L'ipécacuanha en poudre peut être administré comme vomitif dans la
première période du Choléra; mais on ne doit pas se borner à
l'employer comme évacuant , il faut le prescrire à petites doses
de 25 centigrammes pour obtenir de ce moyen tout l'effet désira-
ble. Si on soutient ainsi l'action de la poudre d'ipécacuanha , on
voit alors les évacuations cholériques changer de nature, les
sécrétions gastro-hépatiques se rétablir et une diaphorèse salutaire
s'opérer d'une manière plus ou moins rapide.

Quels sont les signes qui indiquent l'emploi de l'ipécacuanha
dans la première période du Choléra? Nous avons déjà parlé des
résultats favorables que donnait l'ipécacuanha pour combattre les
phénomènes précurseurs de cette maladie. Lorsque le Choléra a
éclaté, on doit recourir à l'ipécacuanha s'il y a embarras gastrique,
c'est-à-dire, si la langue est large, blanchâtre, saburrale ; s'il
existe un poids pénible à l'épigastre avec anorexie, amertume de
la bouche, etc., dans ce cas, après avoir évacué les liquides qui
sont dans l'estomac, il convient de prolonger l'action de l'ipécacuanha à dose fractionnée. Quand les vomissements sont trop
répétés et qu'ils fatiguent l'estomac, on peut encore s'adresser à
l'ipécacuanha, à faible dose, pour calmer les contractions de cet
organe. Cet agent thérapeutique convient également dans les cas
où la réaction semble s'opérer avec difficulté ou bien lorsqu'elle
est incomplète. Il agit alors comme moyen perturbateur, en impri-
mant une forte secousse à l'économie et en ranimant ainsi la réaction qui a de la peine à s'établir d'une manière stable. Doit-on
avoir recours à l'ipécacuanha quand l'état algide est très-prononcé,
quand la cyanose est généralisée, en un mot lorsque les phénomènes cholériques ont atteint leur apogée? Nous pensons que,
dans cette situation, il serait toujours préférable de s'adresser à

une médication plus énergique qui pourrait peut-être avoir quelque résultat.

Le *tartre stibié*, que quelques médecins avaient préféré à l'ipécacuanha, n'a pas été employé, que nous sachions, dans le traitement du Choléra algide. Ce médicament énergique, que l'on avait considéré, il y a quelques années, comme un spécifique du Choléra, ne nous paraît pas convenir dans cette affection. Nous avons eu occasion de l'employer à Toulon, pendant l'épidémie qui sévit dans cette ville, en 1849, nous n'avons pas eu à nous louer de ce remède trop violent dans une maladie où les forces de l'économie sont déjà profondément atteintes. Nous pensons que l'ipécacuanha doit être préféré au tartre stibié, car outre ses propriétés évacuantes et contro-stimulantes, il est diaphorétique, modificateur des secrétions gastro-intestinales et tonique.

La *poudre de Dower*, vantée par un médecin d'Avignon, qui prétend l'avoir employée avec succès dans plusieurs cas de Choléra, me paraît convenir au début des symptômes cholériques. Nous avons administré cette poudre dans deux cas de Choléra non confirmé, elle a semblé faciliter la réaction en provoquant une abondante transpiration. Ces faits nous portent à croire que la poudre de Dower doit être réservée pour les cas légers. Lorsque le Choléra se présente avec des symptômes graves, il ne serait pas prudent de compter sur l'efficacité de ce moyen thérapeutique.

Le *calomel*, si souvent employé par les médecins anglais, n'a pas été mis en usage dans notre département. Le proto-chlorure de mercure est administré à haute-dose (de 0,50 à 1,20) ; après avoir pris ce remède, les malades sont déposés dans un bain chaud où ils restent pendant 20 ou 25 minutes, jusqu'à ce qu'un certain degré de réaction soit obtenu. On revient ensuite au calomel à la dose de 10 centigrammes toutes les deux heures, alternant avec la mixture de Steven, qui est composée de chlorate de potasse, 6 grains; chlorure de soude, 24 grains; sesquicarbonate de soude, 4 grammes. Pendant ce traitement, l'abdomen est maintenu enveloppé de linges trempés dans l'eau chaude et arrosés de térébenthine. J'indique cette méthode de traitement employée dans les hôpitaux de Londres ; on pourrait l'employer, à titre d'essai, car il est permis, dans la thérapeutique du Choléra, de s'adresser à différentes médications. — Le calomel associé à l'opium a été mis en usage dans quelques cas, il n'a pas produit un effet bien sensible, on y a renoncé. Quelques médecins ont réuni le calomel à l'aloës dans le but de modifier la nature des selles et des sécrétions et de provoquer une bonne réaction. A ces moyens, on joint l'usage de l'extrait d'opium à la dose de 2 ou 3 centigrammes. Cette méthode de traitement indiquée par le docteur Destrem, de Paris, peut être utile dans les cas légers et dans la cholérine.

Le *sulfate de soude*, donné d'après la méthode du docteur J. Guyot, a été administré avec avantage dans le but de modifier la nature des évacuations alvines qui ont pris le caractère cholérique. Notre honorable confrère, le docteur Puig, d'Olette, a eu souvent recours au sulfate de soude avec avantage. A l'aide de ce moyen, la réaction s'effectue avec lenteur, mais d'une manière plus franche et préférable à celle qu'on obtient par des moyens excitants, lesquels laissent, après eux, des congestions plus ou moins graves. Nous pensons que le sulfate de soude et les purgatifs salins sont très-utiles, principalement au début des symptômes cholériques, plus tard on peut encore les employer, mais sans y ajouter la même confiance.

Le sous-nitrate de bismuth, qui avait déjà été préconisé en 1831, a été bien souvent employé durant le cours de cette épidémie. Ce médicament est loin d'avoir toute la valeur qu'on lui a accordé, malgré les faits rapportés par les médecins qui en ont fait un fréquent usage. Le sous-nitrate de bismuth est utile au début des symptômes, il calme alors quelquefois les vomissements et diminue la diarrhée. Ce moyen a été prescrit en poudre et en potion, seul ou associé à diverses préparations calmantes et astringentes. Les médecins de Rivesaltes l'ont administré avec succès, sous forme pilulaire, dans le but de faire cesser les vomissements opiniâtres. L'oxyde de bismuth a une efficacité très-marquée pour combattre la diarrhée qui persiste après la réaction et contre le flux diarrhéïque lié à une irritation du gros intestin. M. Monnéret, qui a beaucoup contribué à répandre le sous-nitrate de bismuth, ne se fait pas illusion sur l'utilité de ce médicament ; il le recommande surtout dans la diarrhée prémonitoire, la cholérine, ainsi que dans les circonstances que nous venons de rappeler.

La plupart des cholériques, dans la première période, comme pendant la réaction, sont tourmentés par une soif dévorante, un sentiment de chaleur brûlante à l'estomac; ils demandent, à grands cris, de l'eau froide et de la glace qu'ils avalent avec avidité. Dans ces circonstances, quelques médecins ont eu recours à l'eau froide, tandis que d'autres insistent sur les boissons chaudes ; c'est la pratique qui a été généralement admise dans nos campagnes où abondent tant de préjugés que le médecin se voit obligé de subir. — Nous avons souvent employé l'eau froide par petites gorgées ; ce moyen calme la soif, modère l'ardeur épigastrique et les vomissements par son action sédative sur les exhalants gastriques. Les boissons froides agissent aussi en favorisant la réaction, puisque leur effet est tonique. En général, les malades ont une grande répugnance pour les boissons chaudes, qui augmentent quelquefois la diarrhée et les vomissements, tandis que l'eau froide n'a pas toujours ces inconvénients.

Les Alcalins, que M. Baudrimont avait déjà préconisés en en 1848 (voir Bulletin, Académie des Sciences, 21 août), afin de remédier à l'état visqueux du sang, ont été rarement employés, néanmoins quelques praticiens ont eu recours au bicarbonate de soude, sans obtenir de ce moyen tous les bienfaits qu'on avait annoncés. Les médecins anglais disent avoir mis en usage, avec quelques succès, une solution composée de bicarbonate de soude et de sel marin qu'on rendait effervescente avec du jus de citron. Nous avons souvent prescrit de la tisane de chiendent avec addition de bicarbonate de soude, lorsque les premiers accidents cholériques avaient été calmés ; l'iodure de potassium à haute dose, employé par le docteur Aran, est un moyen sur lequel on ne peut guère compter. Les frictions mercurielles, conseillées depuis longtemps par M. Jules Guérin et par M. Robert, de Marseille, et plusieurs médications basées sur des vues théoriques, n'ont pas été employées.

L'acide sulfurique dilué (15 à 20 grammes) dans 250 grammes eau sucrée, moyen très-efficace au dire du docteur Le Petit, de Poitiers, pour combattre la diarrhée et faciliter la réaction, n'a pas été adopté par les praticiens de notre pays. L'acide sulfurique dilué nous paraît trouver son emploi dans les cas légers et avant la manifestation de l'état algide bien prononcé.

L'huile d'olives, que M. Briquet, médecin de la Charité, fait prendre à la dose d'un à deux verres, paraît avoir produit des résultats avantageux pour calmer les vomissements et faire cesser la diarrhée. Ce moyen bien simple et à la portée de tout le monde a été préconisé depuis long-temps contre le Choléra, parce qu'on avait remarqué que les ouvriers employés à la fabrication de l'huile d'olives avaient été généralement préservés du Choléra. L'huile d'olives mélangée avec du vin vieux est un remède populaire dans notre pays pour calmer les coliques et la diarrhée.

Le *chloroforme* à l'intérieur a été rarement mis en usage dans le traitement du Choléra. Nous ne savons pas si quelque médecin a imité la pratique de Hill, médecin à Londres, qui a essayé d'endormir avec le chloroforme plusieurs cholériques. Le raisonnement semble repousser cet agent anesthésique, qui a une action bien manifeste sur la respiration et la circulation, et qui ne peut, par ce motif, convenir alors que ces deux fonctions sont si profondément troublées dans le Choléra algide.

Les moyens que nous venons de faire connaître sont ceux qui ont été le plus souvent mis en usage dans le traitement de la première période du Choléra. La plupart sont connus depuis long-temps et sanctionnés par l'expérience. Nous allons indiquer maintenant les remèdes employés durant le cours de cette épidémie comme spécifiques.

Les journaux de médecine et les journaux politiques publièrent avec grand bruit la découverte du sulfate de strychnine comme spécifique du Choléra. La publicité donnée à cette médication a forcé, pour ainsi dire, plusieurs de nos confrères à mettre ce moyen en usage, quoique n'y ayant pas une grande confiance ; la plupart ont bientôt abandonné la strychnine pour revenir aux médications rationnelles. Au commencement de l'épidémie, nous avons souvent conseillé ce moyen dans nos visites, nous l'avons aussi mis en usage dans quelques cas, voulant savoir si réellement le sulfate du strychnine était un anti-cholérique certain. Voici le résumé de quelques observations que nous avons pu faire : Nous avons eu recours au sulfate de strychnine, à la dose de 1, 2, 3 et 4 centigrammes dans une potion de 120 grammes, dans plusieurs cas graves ainsi que dans des cas de moyenne intensité.

Première observation. — La première personne à qui nous avons prescrit ce médicament est une femme âgée de 35 ans environ, jardinière, demeurant rue de l'Aloès, n° 42. Cette malade était dans un état d'algidité très-marqué quand nous avons été appelé ; elle prit une potion avec 3 centigrammes sulfate de strychnine, le matin vers neuf heures ; on fit aussi des frictions sur la colonne vertébrale avec l'essence de térébenthine, on appliqua des sinapismes à différentes reprises. A trois heures du soir la potion avait été prise. Malgré cela, la malade avait la peau froide et visqueuse, les déjections étaient aussi fréquentes et les crampes aussi tenaces. Je persistai, j'élevai la dose à 4 centigrammes dans 120 grammes de véhicule. La malade n'éprouva aucun effet et succomba la nuit suivante.

Deuxième observation. — Le second malade à qui nous avons ordonné le sulfate de strychnine est un homme de 60 ans environ, demeurant rue Grande Saint-Jacques. Je fus appelé auprès de lui pendant la nuit, il était dans un état asphyxique très-prononcé; je lui fis prendre 4 centigrammes sulfate de strychnine dans l'espace de douze heures; j'ai répété l'emploi de ce moyen énergique sans obtenir aucun effet sensible, le malade succomba le lendemain. Il est très-probable que, dans ces deux cas, l'absorption de la strychnine n'a pas eu lieu ainsi que le démontrent les expériences de M. le docteur Vernois.

Troisième observation. — Ce moyen a produit un amendement notable chez une femme de la rue Côte du Four Saint-Jacques; cette malade ne présentait pas des symptômes graves comme ceux que nous venons de citer plus haut. Sous l'influence de la strychnine les évacuations ont été calmées, les crampes ont diminué et la réaction s'est effectuée avec lenteur. Il n'est pas survenu de troubles notables dans le système nerveux qui nous aient obligé de suspendre ce médicament.

Quatrième observation. — Nous avons administré le sulfate de strychnine dans un cas à peu près semblable au précédent, chez une femme de la rue des Farines, n° 17. Ce remède a été toléré, il a produit un effet sensible sur les déjections alvines et sur les crampes. Cette femme d'une constitution débile fut transportée plus tard à l'hôpital civil où elle a succombé dans le service de mon collègue, le docteur Em. Bonafos.

Plusieurs médecins des localités envahies par le Choléra ont eu recours sans résultats avantageux à la médication strychnique. La plupart de nos confrères de Perpignan, qui ont essayé la strychnine à différentes reprises, ne pensent pas que ce moyen violent ait une efficacité plus grande que les autres dans le traitement du Choléra épidémique. Ils ont pu remarquer comme nous que l'hématose ne s'effectue pas d'une manière plus facile, que la cyanose et l'algidité persistent malgré des doses élevées de strychnine; l'état du pouls, les crampes, l'émission des urines, ne sont pas non plus modifiés par cette médication. En résumé, les résultats thérapeutiques que nous avons obtenus nous permettent de considérer l'emploi de la strychnine comme un moyen peu efficace dans l'état algide bien établi, car il est sans action appréciable sur les phénomènes cholériques avancés de la première période. Dans les cas légers, le sulfate de strychnine détermine quelquefois des modifications heureuses dans le caractère des évacuations et calme les crampes et les vomissements.

Le *valérianate de zinc* a été préconisé par un médecin des épidémies de l'Ariége, comme un moyen puissant contre le Choléra épidémique. Ce médicament a été mis en usage par plusieurs médecins sans obtenir des résultats bien favorables. J'ai employé le valérianate de zinc dans quelques cas de Choléra peu intense, je n'ai pas pu constater les effets merveilleux de ce nouveau spécifique. Je ne peux citer dans ce rapport que l'observation suivante que j'ai conservée dans mes notes.

Cinquième observation. — Vers la fin de l'épidémie, je fus appelé rue du Ruisseau, pour donner mes soins à une femme âgée de 40 ans environ, atteinte de Choléra léger, car les désordres dans les fonctions étaient peu marqués; je m'adressai au valérianate de zinc; les crampes furent calmées, les vomissemens et la diarrhée persistèrent avec une fréquence moindre. Je continuai alors l'usage du valérianate de zinc qui sembla produire une amélioration sensible dans les principaux symptômes. En effet, les vomissements et la diarrhée avaient diminué, la cardialgie qui tourmentait beaucoup la malade s'était bien amendée. Le troisième jour, à ma visite du matin, je trouvai les choses bien changées sans pouvoir me rendre compte de ce changement subit. Je n'ai pas cru, dans cet état fâcheux, qu'il fût prudent de persister, je me décidai à suspendre le valérianate de zinc pour avoir recours à une médication plus active.

Le valérianate de zinc nous paraît utile dans la cholérine qui résiste aux moyens de traitement que nous dirigeons habituellement contre cette maladie. On peut aussi employer ce médicament dans le Choléra léger, il peut alors agir favorablement sur les phénomènes nerveux qui existent et prédominent dans certains cas et chez certains sujets.

M. Imbert, Professeur-suppléant à l'Ecole de Médecine secondaire de Clermont, frappé sans doute de notre impuissance en présence du Choléra, a cherché ailleurs que dans la thérapeutique ordinaire un moyen utile contre le Choléra. Nous avons lu avec attention le mémoire publié par le médecin de Clermont, nous avons essayé suivant ses indications la *teinture de vératrine*. Nous avons tenté quelques essais avec le nouveau remède, afin de prouver que nous ne voulons pas dénigrer mais vérifier, sur le terrain de la pratique, les spécifiques vantés par des médecins qui prétendent guérir tous les cholériques qui réclament leurs soins.

Sixième observation. — Nous avons employé, le 27 août, la teinture de vératrine à la dose de 10 gouttes dans un verre d'eau sucrée. La personne qui prit ce remède était une femme de Baixas, atteinte de Choléra algide, caractérisé par des crampes, la cyanose, la diarrhée et les vomissements cholériques, l'aphonie, etc. Nous fîmes suspendre toute médication et nous recommandâmes aux personnes qui entouraient la malade de lui donner, d'heure en heure, une cuillerée à bouche de l'eau sucrée contenant les dix gouttes de vératrine. Nous avons appris plus tard que cette femme était complètement guérie. Quoique ce fait manque sans doute de détails indispensables pour démontrer l'efficacité de la vératrine, il nous engagea à poursuivre nos expérimentations qui n'ont pas été aussi favorables.

Septième observation. — Le 9 septembre, nous sommes allé visiter les cholériques d'Estagel, nous avons prescrit à cinq malades la teinture de vératrine, à la dose de dix gouttes dans 120 grammes eau sucrée. Nous avons prié M. Borello, officier de santé à Estagel, d'observer les effets de ce médicament, en l'engageant aussi à continuer les expérimentations que nous avions entreprises. Les cholériques auxquels nous avons ordonné la teinture de vératrine avaient tous des crampes violentes, des déjections et des vomissements répétés, le pouls filiforme, la peau plus ou moins froide, la cyanose peu étendue. Comme on voit, nous n'avons pas voulu employer ce remède dans des cas désespérés. Nous avons appris que quatre malades, sur cinq, à qui nous avions donné la vératrine avaient succombé et que ce moyen n'avait eu un effet bien sensible dans les autres cas où il avait été administré.

Ces faits ne sont pas en faveur de la teinture de vératrine ; nous convenons cependant que des essais plus nombreux et plus minutieux sont nécessaires pour se prononcer sur l'action de ce médicament. Rien n'est d'ailleurs difficile comme l'expérimentation en thérapeutique surtout quand il s'agit du Choléra.

MOYENS EXTERNES.

Le refroidissement cholérique a été combattu par des moyens nombreux dont nous allons maintenant rendre compte. L'*essence de térébenthine*, d'après le procédé de M. Bellencontre, a été très-souvent employée dans la période algide du Choléra. Nous avons pu constater que ce moyen amenait, dans la généralité des cas, un certain degré de chaleur. Malheureusement ce commencement d'amélioration était trop souvent de courte durée et bientôt les malades retombaient dans l'état algide et succombaient. Dans plusieurs villages on ne savait pas employer ce remède, car l'essence de térébenthine étant un corps volatil, on doit s'opposer à son évaporation ; sans cette précaution on ne peut guère obtenir des résultats avantageux. Les frictions avec l'essence de térébenthine doivent être faites jusqu'à ce que la peau devienne rouge. Nous avons mis en usage ces frictions sur la colonne vertébrale ; sous l'influence de ce moyen, la chaleur revenait avec trop d'intensité, quelquefois au point que les malades ne voulaient pas rester enveloppés dans leur couverture. Les frictions faites avec l'essence de térébenthine sur le trajet de la colonne vertébrale me paraissent utiles pour produire le rétablissement de la chaleur, de la circulation, de la sécrétion urinaire ; elles diminuent quelquefois les selles et favorisent la transpiration. On observe ordinairement une éruption sur la peau des régions frictionnées et les malades conservent de l'altération pendant quelques jours.

Le rétablissement de la chaleur et de la circulation a été obtenu par plusieurs moyens, dont les uns agissent en produisant une chaleur purement artificielle, les autres en provoquant une réaction normale, quelques-uns en amenant une stimulation plus ou moins violente en s'adressant aux sources naturelles de la chaleur du corps.

Les applications de serviettes chaudes, les bains chauds, les bains sinapisés, les fumigations sèches dans le lit avec de l'air chauffé, l'application autour du corps de bouteilles contenant de

8

l'eau chaude, de briques, de sachets, de couvertures de laine etc., tels sont les moyens que l'on a employés pour faire cesser l'algidité cholérique. Dans quelques localités, on a porté la chaleur artificielle à un point tel que les malades ont plus souffert de cette chaleur exagérée que de leur mal. J'ai vu des cholériques entourés depuis la tête jusqu'aux pieds de moyens de caléfaction violents, qui produisaient une grande anxiété, une dyspnée intolérable, des sueurs profuses; en un mot, les malades traités ainsi étaient dans une véritable torture qui peut produire l'asphyxie, ce que nous avons constaté. Tous les malades qui étaient traités par la chaleur exagérée éprouvaient une déperdition énorme de liquides par la peau, qui contribuait à les affaiblir et à faire naître des états adynamiques sérieux. Le cholérique qui est dans la période algide se trouve en quelque sorte dans des conditions analogues à l'individu asphyxié par la congélation, comme le fait remarquer avec raison le docteur Legroux. Or, l'expérience et le raisonnement nous apprennent qu'on ne doit jamais traiter les congelés par une température brusquement élevée, c'est toujours par une chaleur douce et lente qu'on arrive graduellement à rétablir la chaleur. On doit donc agir de la même manière auprès des cholériques et employer des moyens de caléfaction modérés. En portant le calorique à un point exagéré autour des malades atteints de Choléra, on entoure le malade d'une atmosphère très-élevée qui chauffe le malade comme un corps inerte sans produire des résultats avantageux. D'ailleurs le refroidissement cholérique n'est qu'un symptôme annonçant une perturbation profonde dans l'innervation, la circulation, l'hématose ainsi que les fonctions plastiques. S'adresser à l'algidité, c'est combattre un symptôme isolé qui ne constitue pas le Choléra.

Le calorique exagéré, appliqué au traitement du Choléra, peut donc devenir un moyen nuisible si on l'emploie sans discernement. En effet, le but de la chaleur artificielle est d'amener la réaction, qui est précisément l'opposé de la concentration et de l'algidité. Certes, si le calorique pouvait produire le rétablissement complet de la chaleur, l'expansion de dedans au dehors, le retour de l'hématose, on ne pourrait trouver un meilleur moyen de traitement. Mais il arrive malheureusement, quand on a recours à cet agent, que la réaction, au lieu d'être naturelle et durable, est au contraire peu persistante. Sous l'influence de ce moyen, on voit la chaleur se rétablir, mais le pouls ne se relève pas, la cyanose ne diminue pas, la réfrigération revient et indique que c'est une fausse réaction qui est nuisible à la guérison.

Ces considérations sur l'emploi de la chaleur artificielle nous paraissent fondées; elles nous ont semblé indispensables à cause de l'abus que l'on a fait, durant cette épidémie, des moyens de faciliter la réaction.

Une chaleur douce et modérée est utile au début de la maladie; plus tard, quand l'état algide est porté à un point extrême, on ne doit guère compter sur ce moyen; on doit alors, ce nous semble, donner la préférence aux moyens que nous indiquerons plus bas. Nous pensons que l'usage des linges biens chauds, des briques, des cruchons d'eau chaude, sont des moyens auxquels on peut avoir recours sans inconvénients. Le chauffage exagéré, provoqué par des moyens violents, produit un état fâcheux d'excitation fébrile qui n'est pas une réaction vitale.

Les *Révulsifs* nous paraissent d'une grande utilité pour ramener la chaleur et soutenir les forces de l'économie. Déjà en 1849 nous avions eu occasion d'observer à Toulon les bons effets des sinapismes, appliqués sur le thorax et de là aux extrémités ; c'est habituellement sur les membres inférieurs que l'on applique la moutarde, tandis qu'on devrait la placer sur les points correspondant aux sources naturelles de la chaleur, c'est-à-dire sur la région thoracique. Nous pourrions citer plusieurs faits démontrant l'efficacité de l'application répétée des sinapismes larges sur la poitrine pour exciter la réaction et le mouvement circulatoire du sang. Le sinapisme est un moyen vulgaire sans doute sur lequel les médecins n'insistent pas assez, car il a des avantages bien appréciables dans le traitement des cholériques. En effet, il calme l'oppression et la douleur épigastrique, les crampes, il agit en outre comme stimulant général en facilitant une réaction lente et graduelle.

Les *Bains généraux* sinapisés avec 500 grammes ou 1 kilogr. farine de moutarde, recommandés dans la période algide persistante, n'ont pas été mis en usage par les praticiens de notre département. Ce moyen offre beaucoup de difficultés et des inconvénients si on ne surveille pas son administration.

Les *Frictions irritantes* ont été souvent employées, comme nous l'avons déjà dit en parlant de la térébenthine. Ces frictions ont des inconvénients surtout dans les hôpitaux, car elles exposent les malades à se refroidir. Néanmoins les frictions avec des liniments irritans ont quelquefois de grands avantages, si elles sont faites au début des symptômes avec beaucoup de persévérance et d'intérêt. Les frictions ont été faites avec la main munie d'une brosse, avec des liniments camphrés, ammoniacaux et calmants. Le chloroforme a été mis en usage dans quelques cas pour calmer les crampes; on ne peut guère compter sur ce moyen à cause de son évaporation rapide.

La percussion sur les membres des cholériques, frappés de l'algidité, avec la main seule ou munie d'un corps arrondi, est un moyen auquel on n'a pas eu généralement recours. On conçoit que la percussion exécutée par une main intelligente puisse produire quelque résultat pour favoriser la circulation et activer la réaction, mais ce moyen, quoique rationnel, n'est applicable que dans des cas particuliers.

Nous avons mis en usage sur le trajet de la moêlle épinière les frictions avec une pommade cantharidée (pommade de Garou, 30 grammes; poudre de cantharides, 15 grammes), selon la méthode du docteur Ch. Masson, de Paris. Ce moyen a produit, dans un cas, un résultat que nous étions loin d'espérer.

Huitième observation. — Le 15 octobre, à 9 heures du matin, nous visitâmes, à Ceret, une jeune femme qui présentait des phénomènes cholériques très-graves : Cyanose complète, absence du pouls, algidité, crampes vives, aphonie, évacuations caractéristiques, etc. Nous lui ordonnâmes des frictions avec la pommade cantharidée le long du rachis, ces frictions devaient être faites toutes les dix minutes, la malade devait, en outre, faire usage d'un potion contenant 2 grammes sulfate de quinine. Nous avons visité de nouveau cette femme vers quatre heures du soir, son état était toujours très-grave. Tous les médecins qui virent avec nous cette malade portèrent un pronostic funeste qui heureusement ne s'est pas réalisé. En effet, le 18 octobre, M. Marty, officier de santé à Ceret, nous conduisit auprès de cette intéressante cholérique qui était en voie d'amélioration, grâce aux frictions irritantes et à l'eau de la cruche ; car elle ne prit pas la potion avec la quinine et les boissons stimulantes qui lui avaient été prescrites.

Nous avons eu occasion d'employer la pommade cantharidée

chez un autre malade de Ceret, demeurant rue du Barry ; nous avons pu constater l'effet favorable de ce moyen. Néanmoins cette personne succomba quelques jours après notre visite.

La méthode endermique peut rendre de grands services dans le traitement du Choléra algide, elle a été souvent utilisée pour faciliter l'absorption de certains remèdes énergiques qui sont rejetés par les vomissements et les selles et dans toutes les circonstances où l'absorption ne peut s'effectuer par les voies naturelles. M. Martin-Solon, médecin distingué des hôpitaux de Paris, a employé avec succès la méthode endermique sur le trajet de la moêlle épinière afin de calmer les phénomènes nerveux et susciter la réaction (1).

Le *Vésicatoire rachidien* n'a pas été employé par les praticiens de notre département dans l'état algide. Ce moyen violent pourrait être mis en usage dans certains cas graves où l'on a besoin d'imprimer une forte secousse à l'organisme. Pendant que nous étions chef interne des hospices civils de Toulon, nous avons eu recours, dans deux cas où l'algidité persistait depuis plus de 48 heures, au cautère actuel. Nous avons fait sur le trajet de la colonne vertébrale plusieurs cautérisations dans le but d'amener une forte excitation dans le système nerveux rachidien, nous n'avons pas obtenu le résultat auquel nous nous attendions. Ces faits semblent prouver que les irritants cutanés les plus violents sont inutiles si l'intoxication est complète.

Le vésicatoire sur l'épigastre a été bien souvent mis en usage dans l'état algide et après la réaction. Ce moyen paraît très-avantageux pour calmer l'oppression épigastrique et pour modifier les vomissements qu'il parvient à suspendre dans plusieurs cas; il agit aussi comme stimulant et facilite la réaction. Pour provoquer la réaction, dans certains cas graves, quelques médecins se sont servi de la méthode de Mayor, qui consiste à produire une brûlure plus ou moins profonde sur l'épigastre au moyen d'un marteau particulier qu'on trempe dans l'eau bouillante et que l'on applique sur la région épigastrique. M. Saudras a cité des cas

---

(1) On applique sur la colonne vertébrale, depuis la partie inférieure du cou jusqu'à la partie inférieure du sacrum, deux bandelettes de diachylum laissant entre elles un intervalle de deux centimètres. On produit la vésication au moyen de l'ammoniaque liquide dans l'espace circonscrit. L'épiderme est enlevé et les parties mises à nu, soupoudrées avec 5 à 7 centigram. hydrochlorate de morphine.

de guérison attribués au moyen énergique suivant : on étendait sur l'abdomen un linge imbibé d'alcool qu'on enflammait. Il en résulte une brûlure superficielle ou une escarre profonde avec douleurs vives et excitation momentanée de la circulation.

Un moyen très-énergique, conseillé par le docteur Petit, médecin de l'Hôtel-Dieu de Paris, a été employé par nous dans deux cas de Choléra avec algidité très-prononcée. On applique sur toute l'étendue de l'épine dorsale une double bande de flanelle imbibée d'une mixture composée de 50 grammes huile essentielle de térébenthine et 4 grammes ammoniaque liquide. La flanelle était ensuite recouverte d'une double bande de linge mouillé d'eau chaude, sur lequel on promenait un fer à repasser bien chaud. Cette opération répétée tous les quarts d'heure, produit une vésication rapide et provoque ainsi la réaction. Ce moyen a produit quelques bons résultats, mais peu durables; en général, il n'est pas employé avec tout le soin et l'attention désirables.

Tels sont les agents thérapeutiques internes et externes qui ont été employés dans la première période du Choléra épidémique dans le but de ramener la chaleur et de faciliter la réaction.

Traitement de la Période de Réaction.

Tous les efforts du médecin ont été dirigés dans le but de provoquer une réaction complète et durable. S'il peut parvenir à obtenir une réaction suffisante et convenable, il devra se borner à faire de la médecine expectante. Des boissons émollientes et délayantes, des lavements laudanisés et astringents, une diète rigoureuse, tels sont les moyens qu'on pourra employer en pareille circonstance. Malheureusement il arrive rarement que l'évolution de la maladie s'opère sans secousses et d'une manière régulière. Le plus souvent, le praticien doit s'attendre dans cette période de la maladie à remplir une double indication, qui consistera à contenir la réaction dans de justes limites et à l'exciter, si elle est incomplète, ce qui arrive souvent.

Lorsque la réaction est trop violente, on a recours quelquefois à la saignée générale, qui a été mise en usage rarement par les médecins de notre département. Nous croyons, en nous appuyant sur les faits que nous avons observés, que la saignée générale, dans cette période du Choléra, n'a pas tous les avantages qu'on a voulu lui accorder, nous préférons alors la saignée locale. Toutefois si les accidents cholériques se sont déclarés chez un sujet vigoureux, pléthorique, on devra préférer la saignée du bras.

Si la réaction est incomplète, il convient d'insister sur les moyens employés dans la première période. Malheureusement il arrive quelquefois que l'on échoue et que les moyens qu'on emploie n'obtiennent aucun résultat satisfaisant, car les cholériques sont alors dans un état d'affaiblissement considérable.

Pendant la réaction, plusieurs indications que nous n'indiquons pas peuvent se présenter; il serait difficile de parler du traitement qui peut leur être applicable. D'ailleurs, dans ces circonstances, les indications à remplir dépendent ordinairement de certaines dispositions du sujet malade et il est impossible d'établir, à cet égard, des règles générales de traitement.

Les *affections secondaires*, telles que les congestions viscérales, les maladies de l'estomac, le délire, les spasmes, l'état typhoïde caractérisé par la stupeur, le subdelirium, méritent toute l'attention du praticien, qui ne doit pas oublier l'épuisement considérable des malades. L'usage d'une médication active au début des symptômes cholériques, ajouté à la violence du mal, débilitent beaucoup les malades et obligent le médecin à recourir alors à des moyens adaptés à cette situation fâcheuse. Le traitement que l'on doit mettre en usage dans ces affections secondaires est à peu près le même que celui auquel on a recours lorsque ces affections se présentent dans les circonstances ordinaires.

TRAITEMENT DU CHOLÉRA PÉRIODIQUE ET DE LA CHOLÉRINE SUDORALE.

Les détails dans lesquels nous sommes entré en parlant du traitement du Choléra dans sa forme commune, nous permettront d'abréger ce qui nous reste à dire concernant le traitement de certaines formes du Choléra épidémique que nous avons cru devoir admettre. Le traitement que réclame la cholérine a été déjà indiqué en parlant du Choléra peu intense. Quant à la médication à mettre en usage dans les cas foudroyants, elle doit être proportionnée à l'intensité du mal; malheureusement l'homme de l'art est trop souvent désarmé dans des cas aussi rapides. Il nous reste maintenant à faire connaître les moyens employés pour combattre la cholérine sudorale et le Choléra périodique.

1° Alibert, se trouvant en présence du Choléra Asiatique, sans pouvoir en appeler à l'expérience contemporaine, eut recours au quinquina pour combattre cette redoutable maladie. Torti, dans son traité des fièvres pernicieuses, lui avait offert un tableau très-ressemblant de la maladie Asiatique qu'il observait. Il est certain qu'il existe la plus grande analogie entre la fièvre pernicieuse cholérique et une attaque de Choléra; ainsi, la sidération des forces, le froid subit, l'absence des battements de l'artère radiale, les vomissements et les déjections alvines, sont des symptômes de la fièvre pernicieuse qu'on retrouve aussi dans le tableau des phénomènes cholériques. Le caractère rémittent manquait pour rendre la similitude parfaite. Nous croyons avoir rencontré des cas de Choléra dans lesquels il y a eu rémittence bien marquée. D'ailleurs, il ne paraît pas étonnant de constater le caractère rémittent du Choléra dans un pays comme le nôtre, où le génie périodique vient compliquer tous les jours un certain nombre de maladies. Comme nous l'avons dit précédemment, c'est par l'observation attentive des phénomènes que nous avons cru pouvoir établir l'existence du Choléra sous forme périodique et non par l'analogie qu'on a trouvée entre la fièvre pernicieuse et le fléau Indien. Du reste, les résultats heureux obtenus par le quinquina justifient son emploi.

Avant de recourir au quinquina, le médecin doit s'assurer de l'existence du caractère rémittent; nous avons dit que dans certains cas où la réaction était irrégulière, on observait des exacerbations et des rémissions dans les symptômes qui ne doivent pas être confondues avec la périodicité franche, nous avons vu le quinquina échouer dans ces cas. En second lieu, nous pensons qu'il faut employer les sels de quinine de bonne heure, c'est-à-dire immédiatement après la première rémission marquée des symptômes cholériques. Sans cette précaution, il arrivera souvent que les forces de l'économie seront trop débilitées pour obtenir un résultat satisfaisant.

Alibert conseillait, dans les vingt-quatre heures, douze pilules de sulfate de quinine de 5 centigrammes; il en donnait d'abord trois, puis une heure après deux; ensuite, de deux heures en deux heures, deux nouvelles pilules, jusqu'à ce qu'on ait épuisé la dose. — Pour boisson, du vin de quinquina ou une décoction de cette écorce (8 grammes pour un litre d'eau, qu'on faisait bouillir pendant 20 minutes). La dose pour chaque demi-heure était une cuillerée à bouche de vin de quinquina, ou bien un demi-verre de décoction; dans l'intervalle, de la limonade tartrique ou sulfurique. — De six heures en six heures, un demi-lavement préparé avec une décoction de quinquina, dans laquelle on faisait dissoudre 4 grammes de camphre. Alibert ajoutait à cette médication tous les moyens capables de rechauffer les malades. (Duchesne-Duparc, ancien interne d'Alibert).

La médication que nous avons conseillée était plus active et plus énergique; elle consistait dans une potion composée de sulfate de quinine, 1 gramme 50 centigrammes ou 2 grammes et 8 ou 10 grammes résine de quinquina. Cette potion était prise d'heure en heure, par cuillerées à bouche, on la renouvelait deux ou trois fois selon l'effet produit. — La décoction de quinquina a été aussi mise en usage dans les proportions suivantes : 30 , 40 et 50 grammes d'écorce de quinquina pour 300 ou 200 grammes d'eau, qu'il faut laisser bouillir à un feu modéré, pendant une demi-heure environ; à cette décoction ou ajoutait un gramme ou deux grammes sulfate de quinine. Cette décoction additionnée était prise en trois doses pendant la rémission. En employant le quinquina en potion ou en décoction plus ou moins concentrée, on pourrait aussi recourir aux lavements ou bien à la méthode endermique.

Une fois les phénomènes cholériques combattus, l'on s'attachait à détruire les symptômes les plus saillants par les moyens qu'emploie la médecine ordinaire. Contre la diarrhée, les opiacés ou les sangsues ou bien les astreigents selon les circonstances.

2° Deux indications se présentent à remplir dans la cholérine sudorale; provoquer la réaction en favorisant la transpiration et maintenir dans de justes limites cette diaphorèse sans jamais l'exciter. Pour remplir la première indication, on s'est adressé à des moyens très-nombreux qu'il est inutile de rappeler. Dans les cas de cholérine sudorale, on parvient sans peine à amener la réaction; les sinapismes et les irritants cutanés, les briques chaudes, les cruchons d'eau chaude, sont des moyens bien suffisants pour remplir la première indication. La poudre de Dower nous paraît très-utile pour faciliter et maintenir la diaphorèse. Les excitants à l'intérieur sont aussi des moyens utiles qui conviennent dans cette maladie pour déterminer la réaction que l'on obtenait ordinairement très-aisément.

Une fois la réaction obtenue, on devait se borner à des boissons délayantes et tempérantes et à une diète sévère. Dans cette période, les malades sont quelquefois tourmentés par des sueurs abondantes contre lesquelles nous avons employé des boissons tempérantes et une légère décoction de quinquina. Ce moyen trouvait souvent son indication dans les cas où la maladie présentait une marche rémittente ou intermittente, comme nous l'avons observé. Dans cette période, plusieurs indications secondaires peuvent se présenter et dépendre le plus souvent des dispositions individuelles, nous ne pouvons les indiquer ici. Une observation importante que nous croyons devoir faire en terminant a trait à la marche de la maladie que le médecin doit suivre avec attention, car il peut arriver, comme cela a lieu pour la cholérine ordinaire, que la cholérine sudorale dégénère en choléra asiatique. Il convient donc que le praticien surveille la marche de cette affection qui, quoique presque toujours bénigne, peut quelquefois devenir très-grave et même mortelle, en se transformant en une attaque de choléra.

Convalescence des Cholériques.

La convalescence des cholériques est en général longue et plus ou moins difficile à traverser. Le moindre écart durant la convalescence pouvant entraîner les plus funestes conséquences, il nous paraît important d'insister sur les précautions à prendre pour parvenir sans secousses au rétablissement de la santé. La convalescence des cholériques exige donc toute l'attention du praticien et une grande docilité de la part des malades.

La convalescence des cholériques offre deux périodes bien distinctes : dans la première le malade porte encore l'empreinte du masque cholérique, les yeux sont plus ou moins excavés, la voix faible, la face est pâle, les traits tirés. Le convalescent cholérique a une grande susceptibilité, il est plus impressionnable à l'action de l'air, les nuits sont mauvaises, le sommeil est agité et troublé par des rêvasseries. Pendant le jour on remarque chez les convalescents une tendance au sommeil, interrompu par des coliques plus ou moins vives. Cet état que l'on observe après la disparition des symptômes cholériques, dure quelques jours seulement; il importe d'éviter toute secousse dans cette situation, car une rechute serait funeste.

Dans la seconde période, on observe ordinairement le retour de l'appétit, les coliques ne tourmentent plus les cholériques, la tendance au sommeil et à l'assoupissement s'efface de plus en plus , on retrouve dans la physionomie l'expression de la santé, les fonctions digestives reprennent et les fonctions plastiques renaissent et amènent lentement et d'une manière graduée le retour des forces.

Contre la tendance au refroidissement qu'éprouvent ordinairement les cholériques au début de la convalescence , on doit prescrire des toniques qu'on doit proportionner à la faiblesse et à la susceptibilité des organes digestifs. Pour ranimer les fonctions cutanées qu'on doit maintenir dans la convalescence, on a conseillé des effusions d'eau froide ou d'eau chaude. Nous préférons volontiers à ce moyen des frictions sèches sur les membres ou bien à l'aide d'une flanelle trempée dans une mixture excitante et tonique. L'alimentation doit être prise en très-petite quantité , elle doit être choisie parmi les substances les plus faciles à digérer. Le bouillon est l'aliment préférable dans cette circonstance.

Dans la première période de la convalescence, il arrive quelquefois que le médecin doit intervenir pour combattre des affections ou des lésions des organes digestifs, la gastralgie, la dyspepsie flatulente et la diarrhée. Contre l'atonie des voies digestives, on peut avoir recours aux amers et au sirop de quinquina à faible dose. Le sous-nitrate de bismuth en poudre, à la dose de 4 à 8 grammes, nous a parfaitement réussi pour faire cesser la diarrhée. On pourrait aussi employer les préparations astringentes et opiacées. Quelquefois les crampes et l'insomnie persistent longtemps après la guérison , on peut alors mettre en usage des calmants et des bains tièdes peu prolongés.

Ce qui doit dominer dans la seconde période de la convalescence , est l'alimentation et les prescriptions des règles de l'hygiène ; mais c'est principalement sur le régime que l'on doit diriger l'attention des convalescents et la surveillance des parents. Il arrive malheureusement que des écarts dans le régime deviennent des causes de rechutes qu'on doit chercher à prévenir. On recommandera des repas plus nombreux qu'abondants afin d'éviter des digestions pénibles et laborieuses.

Nous avons vu quelques malades se rétablir complètement, sans passer, pour ainsi dire, par la période dont nous avons parlé; mais ces cas sont rares. Aussi on ne doit cesser les soins que lorsque tout phénomène insolite aura disparu et que tout sera rentré dans l'ordre.

TABLEAU GÉNÉRAL

Indiquant le nombre des cas et des décès survenus dans les différentes communes du département des Pyrénées-Orientales, envahies par le Choléra Épidémique.

TABLEAU.

CANTONS.	COMMUNES.	POPULATION.	DATE de L'INVASION.	NOMBRE DES CAS.				Nombre de Décès.				TOTAL des cas.	TOTAL des décès.	DATE du DERNIER CAS.
				Hommes.	Femmes.	Enfans.	TOTAL des cas.	Hommes.	Femmes.	Enfans.	TOTAL des décès.			
				ARRONDISSEMENT DE PERPIGNAN.										
	Perpignan.	21783	29 juillet.	340	385	90	815	204	227	38	469	815	469	2 novembre.
	Cabestany.	686	7 août.	25	24	16	65	10	14	7	31	65	31	7 septemb.
	Canet.	509	29 juillet.	3	15	5	23	1	7	1	9	23	6	9 septemb.
	Alénya.	419	1 septemb.	5	9	1	15	3	4	»	7	15	7	22 septemb
CANTON de PERPIGNAN. 21 communes. 18 atteintes.	St-Cyprien.	680	2 septemb.	15	10	6	31	7	6	6	19	31	19	24 septemb.
	Elne.	2513	1 septemb.	45	78	37	160	28	46	22	96	160	96	20 octobre.
	Théza.	213	2 septemb.	2	0	0	2	2	»	»	2	2	2	17 septemb.
	Latour d'Elne.	323	10 septemb.	10	11	3	24	4	6	1	11	24	11	20 septemb.
	Villeneuve-de-la-Raho.	184	24 août.	2	1	0	3	2	1	»	3	3	3	17 septemb.
	Canohès.	450	10 août.	24	22	4	50	6	10	4	20	50	20	2 septemb.
	Toulouges.	1077	13 août.	26	39	5	70	11	21	2	34	70	34	8 septemb.
	Villelongue-de-la-Salanque.	889	8 août.	35	49	25	109	21	35	15	71	109	71	16 septemb.
	St-Estève.	913	5 août.	10	5	7	22	4	2	2	8	22	8	10 septemb.
	Bompas.	1059	9 août.	24	30	9	63	16	19	6	41	63	41	30 octobre.
	Pia.	1492	14 août.	18	20	17	55	7	9	7	23	55	23	2 octobre.
	Ste-Marie.	502	14 août.	7	15	0	22	2	6	»	8	22	8	26 septemb.
	Villeneuve-de-la-Rivière.	392	22 août.	6	13	0	19	3	1	»	10	19	10	12 septemb.
	Baho.	808	23 août.	15	35	6	56	6	13	3	22	56	22	9 septemb.
CANTON DE MILLAS. 8 communes. 8 atteintes.	St-Féliu-d'Amont.	515	4 août.	9	11	2	22	3	7	»	10	22	10	16 octobre.
	Néfiach.	1085	7 août.	35	46	17	98	16	26	9	51	98	31	16 septemb.
	Corbère.	1500	10 août.	56	79	18	153	29	40	11	80	153	80	12 septemb.
	Millas.	2200	15 août.	55	73	23	151	27	32	10	69	151	69	20 septemb.
	Soler.	1161	12 août.	22	42	10	74	12	18	4	34	74	34	13 septemb.
	Pézilla.	1458	16 août.	35	18	5	58	19	12	2	33	58	33	10 septemb.
	St-Féliu-d'Avail.	1318	17 août.	52	65	22	139	22	28	13	63	139	63	23 septemb.
	Corneilla-de-la-Rivière.	1334	22 août.	20	38	14	72	12	27	10	49	72	49	20 septemb.
CANTON de RIVESALTES. 14 communes. 9 atteintes. Vingrau a eu plusieurs décès cholériques.	Rivesaltes.	3839	12 août.	15	25	12	52	9	14	8	31	52	31	16 octobre.
	Salses.	1353	10 août.	18	42	16	76	13	19	11	43	76	43	11 septemb.
	St-Hyppolite.	791	17 septemb.	21	27	6	54	8	12	3	23	54	23	10 octobre.
	Torreilles.	2200	16 août.	26	21	11	58	17	16	8	41	58	41	20 octobre.
	St-Laurent.	4004	4 août.	20	49	80	149	12	32	47	91	149	91	24 septemb.
	Espira-de-l'Agly.	1010	4 septemb.	7	12	5	24	4	8	3	15	24	15	22 septemb.
	Baixas.	2131	15 août.	75	100	33	208	55	63	16	134	208	134	15 septemb.
	Opoul.	850	25 août.	11	27	15	53	5	14	7	26	53	26	21 octobre.
CANTON DE ST-PAUL. 16 communes 5 atteintes. Il y a eu des cas isolés. Les autres com. ont ressenti l'influence épidémique.	Maury.	1342	4 septemb.	20	18	»	38	8	5	»	13	38	13	20 septemb.
	Caudiez.	1450	18 août.	39	65	41	145	24	44	19	87	145	87	7 octobre.
	St-Paul.	2054	27 octobre.	38	45	15	98	22	27	8	57	98	57	20 novemb.
	Vira.	130	27 août.	1	9	»	10	1	2	»	3	10	3	18 septemb.
	Fenouillet.	263	12 septemb.	3	2	»	5	1	1	»	2	5	2	13 septemb.
CANTON DE LATOUR. 11 communes 5 atteintes. Il y a eu des cas isolés dans les autres communes.	Latour.	1214	20 août.	7	11	2	20	3	5	»	8	20	8	20 octobre.
	Cassagnes.	365	16 août.	1	2	»	3	0	1	»	1	3	1	11 septemb.
	Montalba.	440	17 août.	10	18	7	35	3	5	1	9	35	9	17 septemb.
	Estagel.	2350	30 août.	53	85	34	172	35	47	19	101	172	101	30 septemb.
	Tautavel.	724	15 août.	24	41	5	70	7	10	2	19	70	19	9 septemb.
CANTON DE THUIR. 20 communes. 8 atteintes.	Thuir.	2733	16 août.	86	104	62	253	58	72	37	167	253	167	20 septemb.
	Bages.	760	31 août.	6	8	5	19	4	3	2	9	19	9	22 septemb.
	Llupia.	272	26 août.	18	21	10	49	6	8	3	17	49	17	25 septemb.
	Tresserre.	367	21 août.	3	5	6	14	1	2	3	6	14	6	13 septemb.
	Pollestres.	375	16 août.	16	19	11	46	7	10	5	22	46	22	7 septemb.
	Fourques.	600	27 juillet.	15	13	10	38	6	5	4	15	38	15	10 septemb.
	Villemolaque.	208	18 août.	4	9	3	16	1	6	1	8	16	8	5 septemb.
	Caixas.	405	6 septemb.	2	5	0	7	1	2	0	3	7	3	25 septemb.
	TOTAUX pour l'arrondissement de Perpignan ..			1436	916	730	4082	798	1042	484	2224	4082	2224	

CANTONS.	COMMUNES.	POPULATION.	DATE de L'INVASION.	Hommes.	Femmes.	Enfans.	TOTAL des cas.	Hommes.	Femmes.	Enfans.	TOTAL des décès.	TOTAL des cas.	TOTAL des décès.	DATE du dernier Cas.
				NOMBRE DES CAS.				**Nombre des Décès.**						

ARRONDISSEMENT DE PRADES.

CANTONS.	COMMUNES.	POPUL.	DATE de L'INVASION.	Hommes.	Femmes.	Enfans.	TOTAL des cas.	Hommes.	Femmes.	Enfans.	TOTAL des décès.	TOTAL des cas.	TOTAL des décès.	DATE du dernier Cas.
CANTON DE VINÇA. 17 communes. 9 atteintes.	Ille.	3562	30 juillet.	134	183	78	395	46	48	36	130	395	130	9 novembre.
	St–Michel.	422	14 août.	9	14	3	26	3	5	2	10	26	10	5 octobre.
	Bouleternère.	925	4 septemb.	27	42	11	80	11	16	4	31	80	31	7 novembre.
	Casefabre.	120	8 septemb.	1	1	»	2	1	1	»	2	2	2	18 septemb.
	Rodez.	633	30 août.	7	8	3	18	3	4	2	9	18	9	28 septemb.
	Vinça.	2131	25 août.	35	46	14	95	20	20	8	48	95	48	1 octobre.
	Marquixanes.	583	26 août.	8	12	2	22	6	7	1	14	22	14	11 octobre.
	Finestret.	517	1 septemb.	2	1	»	3	1	1	»	2	3	2	15 septemb.
	Rigarda.	300	28 août.	2	2	»	4	1	1	»	2	4	2	6 septemb.
CANTON DE PRADES. 20 communes. 13 atteintes.	Prades.	3387	22 août.	120	168	36	324	34	39	25	98	324	98	12 novembre.
	Eus.	656	28 août.	29	26	6	61	14	8	3	25	61	25	1 octobre.
	Catllar.	688	8 octobre.	2	1	3	6	1	1	»	2	6	2	19 octobre.
	Molitg.	580	25 septemb.	4	3	2	9	2	2	1	5	9	5	15 octobre.
	Mosset.	1257	28 septemb.	4	7	2	13	2	4	1	7	13	7	18 octobre.
	Villefranche.	813	2 septemb.	6	9	3	18	2	7	1	10	18	10	14 octobre.
	Corneilla.	508	15 septemb.	2	1	»	3	1	1	»	2	3	2	20 octobre.
	Vernet.	967	27 août.	1	1	»	2	1	1	»	2	2	2	30 août.
	Taurinya.	441	4 septemb.	6	8	»	14	2	2	»	4	14	4	20 septemb.
	Clara et Villerach.	318	30 août.	5	7	»	12	»	2	2	4	12	4	8 octobre.
	Codelet.	325	1 octobre.	1	3	2	6	»	3	1	4	6	4	25 octobre.
	Ría et Sirach.	1000	26 août.	92	66	19	177	24	33	16	73	177	73	18 octobre.
	Los Masos.	361	10 septemb.	4	5	»	9	2	3	»	5	9	5	4 novembre.
CANTON D'OLETTE. 16 communes. 6 atteintes.	Olette.	1286	23 août.	19	28	7	54	9	18	3	30	54	30	1 novembre.
	Evol.	127	1 octobre.	2	3	2	7	1	1	1	3	7	3	25 octobre.
	Canaveillas.	295	25 septemb.	4	6	2	12	3	4	1	8	12	8	28 octobre.
	Nyer et Eu.	488	29 septemb.	9	12	3	24	6	8	2	16	24	16	19 octobre.
	Serdinya.	683	3 septemb.	30	20	5	55	8	7	2	17	55	17	4 octobre.
	Sahorre.	605	20 septemb.	1	3	1	5	1	1	»	2	5	2	15 octobre.
CANTON DE SOURNIA. 11 communes. 5 atteintes.	Rabouillet.	1073	13 août.	18	11	3	32	4	1	3	8	32	8	10 octobre.
	Arboussols.	205	10 septemb.	1	1	»	2	1	»	1	2	2	1	10 septemb.
	Campussy.	331	12 septemb	7	4	1	12	3	2	1	6	12	6	8 octobre.
	Trevillach.	305	15 septemb.	22	16	3	41	8	5	1	14	41	14	17 octobre.
	Tarrerach.	158	20 septemb.	1	2	1	4	1	1	»	2	3	2	28 septemb.
CANTON DE SAILLAGOUSE. 22 comm. 3 atteintes.	Odeillo et Via.	485	2 septemb.	1	1	»	2	1	1	»	2	2	2	8 septemb.
	Porta et Porté.	1005	19 septemb.	5	7	»	12	4	4	»	8	12	8	5 octobre.
CANTON DE MONT-LOUIS. 15 comm. 3 atteintes.	Eyne.	310	12 octobre.	»	1	»	1	»	1	»	1	1	1	12 octobre.
	Formiguères.	950	10 septemb.	1	»	»	1	1	»	»	1	1	1	10 septemb.
	Angles.	728	11 septemb.	1	»	»	1	1	»	»	1	1	1	11 septemb.
	Riutort.	480	6 septemb.	2	2	»	4	1	2	»	3	4	3	25 septemb.
	Totaux de l'arrondissement de Prades........			625	731	211	1567	230	265	69	610	1567	610	

ARRONDISSEMENT DE CERET.

CANTONS.	COMMUNES.	POPUL.	DATE de L'INVASION.	Hommes.	Femmes.	Enfans.	TOTAL des cas.	Hommes.	Femmes.	Enfans.	TOTAL des décès.	TOTAL des cas.	TOTAL des décès.	DATE du dernier Cas.
CANTON DE CERET. 13 communes. 8 atteintes.	Boulou.	1350	24 août.	10	14	8	32	4	7	4	15	32	15	8 octobre.
	Banyuls-dels-Aspres.	513	5 septemb.	10	16	12	38	6	8	6	20	38	20	30 septemb.
	Ceret.	3586	25 septemb.	125	130	45	300	83	80	26	189	300	189	24 octobre.
	St-Jean-pla-de-Cors.	534	2 octobre.	1	12	»	13	»	9	»	9	13	9	1 novembre.
	Perthus.	846	19 octobre.	»	2	»	2	»	2	»	3	2	2	3 novembre.
	Argelès.	2323	10 septemb.	7	12	»	19	4	7	»	11	19	11	9 novembre.
CANTON D'ARGELÈS-SUR-MER. 12 communes. 5 atteintes.	Palau.	777	6 septemb.	9	11	10	30	6	6	6	18	30	18	2 novembre.
	Laroque.	1317	14 août.	28	29	33	87	15	17	17	49	87	49	6 novembre.
	Collioure.	3336	4 août.	4	15	17	36	1	9	9	19	36	19	21 septemb.
	Port-Vendres.	2025	29 août.	7	5	»	12	4	2	»	6	12	6	17 octobre.
CANTON D'ARLES. 10 comm. 3 atteintes.	Arles.	2346	16 octobre.	26	21	9	56	16	13	4	33	56	33	19 octobre.
	Palalda.	783	3 octobre.	5	6	2	13	3	3	»	6	13	6	18 novembre.
	Amélie-les-Bains.	574	3 octobre.	7	12	2	21	4	7	1	12	21	12	16 novembre.
	Totaux de l'arrondissement de Ceret.....			236	285	138	659	146	163	69	378	659	378	

6

RÉCAPITULATION.

CANTONS.	COMMUNES.	POPULATION.	DATE de L'INVASION.	NOMBRE DES CAS.				Nombre des Décès.				TOTAL des cas.	TOTAL des décès.	DATE de DERNIER CAS.
				Hommes.	Femmes.	Enfans.	TOTAL des cas.	Hommes.	Femmes.	Enfans.	TOTAL des décès.			

1º ArrOndissement de Perpignan.

CANTONS.	COMMUNES.	POPULATION.	DATE de L'INVASION.	Hommes.	Femmes.	Enfans.	TOTAL des cas.	Hommes.	Femmes.	Enfans.	TOTAL des décès.	TOTAL des cas.	TOTAL des décès.	DATE de DERNIER CAS.
7 CANTONS. — 85 Communes. 53 atteintes.	—	88759	—	1436	1916	730	4082	798	1042	384	2224	4082	2224	

2º Arrondissement de Ceret.

| 4 CANTONS. — 42 Communes. 13 atteintes. | — | 42145 | — | 236 | 285 | 138 | 659 | 146 | 163 | 69 | 378 | 659 | 378 | |

3º Arrondissement de Prades.

| 6 CANTONS. — 101 Communes. 39 atteintes. | — | 52151 | — | 625 | 731 | 211 | 1567 | 230 | 265 | 115 | 610 | 1567 | 610 | |
| TOTAUX. 17 CANTONS. | 228 Communes. 105 atteintes. | 183055 | De la fin juillet au 15 novem. 1854. | 2297 | 2932 | 1079 | 6308 | 1174 | 1470 | 568 | 3212 | 6308 | 3212 | |

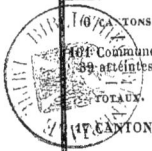

TABLE.

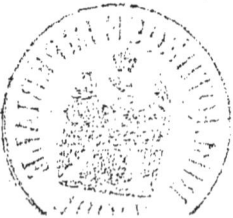

TABLE DES MATIÈRES.

	Pages.
Introduction ,	5
Décision du Conseil général ,	7

PREMIÈRE PARTIE.

Relation Sommaire du Choléra qui a sévi dans le département en 1835 et 1837 ,	9
Chapitre Ier. — Choléra épidémique qui a régné en 1835 ,	9
Chapitre II. — Choléra épidémique qui a sévi en 1837 ,	10

DEUXIÈME PARTIE.

Chapitre Ier. — Marche et invasion du Choléra qui a sévi dans le département en 1854 ,	12
Invasion de l'épidémie dans l'arrondissement de Perpignan ,	13
Marche du Choléra à Perpignan ,	13
— — à Thuir ,	16
— — à Baixas ,	16
— — à Caudiès ,	17
— — à Millas ,	18
— — à Villelongue-de-la-Salanque, St-Laurent , Bompas, etc. ,	18
— — à Elne ,	19
— — à Estagel ,	20
— — à St-Paul ,	21
Chapitre II. — Marche et mode d'invasion du Choléra dans l'arrondissement de Ceret ,	21
Marche du Choléra à Collioure ,	22
— — à Laroque ,	22
— — à Ceret ,	23
— — à Arles-sur-Tech ,	25
— — à Amélie-les-Bains , Palalda ,	26
Chapitre III. — Invasion de l'épidémie dans l'arrondissement de Prades ,	26
Marche du Choléra à Ille ,	26
— — à Vinça ,	26
— — à Prades ,	27
— — à Olette ,	28
— — à Trévillach ,	28
Chapitre IV. — Caractères généraux des épidémies du Choléra qui ont sévi sur différens points du département des Pyrénées-Orientales, en 1835 , 1837 et 1854 ,	29
Direction et mode de propagation ,	30
Phénomènes précurseurs ,	33
Intensité du Choléra ,	35
Mortalité ,	36
Chapitre V. — Causes du Cholera ,	37
Inflences atmosphériques ,	38
Calorique. — Variations de température ,	39

Pages.

Etat hygrométrique de l'air ,	41
Electricité ,	42
Influence des vents ,	44
Constitution géologique du sol ,	44
Influences hygiéniques. — Salubrité ,	45
Professions ,	48
Régime ,	49
Influences Constitutionnelles ,	52
Passions morales ,	53
Contagion ,	54
Chapitre VI. — Description du Choléra qui a régné en 1854 dans le département des Pyrénées-Orientales ,	62
Première période ,	62
Seconde période ,	63
Symptômes précurseurs ,	63
Diarrhée ,	64
Vomissemens ,	65
Douleur à l'épigastre ,	65
Etat de la langue ,	65
Suppression des urines ,	65
Crampes ,	66
Troubles de la respiration ,	66
Troubles de la circulation ,	66
Cyanose ,	67
Etat algide ,	67
Amaigrissement ,	67
Aphonie ,	68
Faciés cholérique ,	68
Jactation ,	68
État des forces ,	68
État des facultés intellectuelles ,	69
Chaleur générale ,	69
Sueurs générales ,	70
Agitation ,	70
Affections secondaires ,	70
État typhoïde ,	71
Éruptions ,	71
Délire ,	72
Torpeur cholérique ,	72
Marche , durée , terminaisons du choléra ,	72
Formes du choléra épidémique ,	75
Cholérine ,	75
Choléra périodique ,	76
Choléra foudroyant ,	81
Cholérine sudorale ,	82
Phénomènes précurseurs ,	85
Symptômes ,	85
Température du corps ,	85
Sueurs ,	85
Éruption ,	85
Phénomènes gastriques ,	86
État du pouls ,	86
Émission des urines ,	86
Céphalalgie ,	86
Appareil musculaire ,	87

	Pages.
Marche de la maladie,	87
Terminaison,	88
Convalescence,	88
Chapitre VII. — Diagnostic du Choléra. — Pronostic,	88
Pronostic,	90
Signes tirés des formes du Choléra,	91
Signes déduits de la marche de la maladie,	91
Signes déduits de la marche de l'Épidémie,	91
Signes tirés des symptômes,	92
Signes déduits des affections secondaires,	92
Signes tirés des conditions hygiéniques,	93
Signes déduits des conditions individuelles,	93
Chapitre VIII. — Habitude extérieure. — Anatomie Pathologique,	93
Cavité Abdominale,	94
Cavité thoracique,	94
Cavité encéphalique,	94
Chapitre IX. — Traitement du Choléra,	95
Traitement prophylactique,	96
Séquestration. — Isolement,	97
Mesures de salubrité,	99
Assistance publique,	101
Instructions,	102
Traitement curatif. — Traitement des prodrômes,	105
Traitement de la première période du Choléra,	107
Traitement employé à l'extérieur,	121
Traitement de la 2e période	126
Traitement du Choléra périodique et de la Cholérine sudorale,	127
Convalescence des Cholériques.	130

---◆⦿◆---

ERRATA. — Page 31, ligne 21, au lieu de entre elles, lisez : *entre eux.*
Page 34, ligne 2, au lieu de le clavelee, lisez: *la clavelée.*

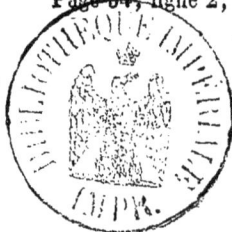

FIN.

www.ingramcontent.com/pod-product-compliance
Lightning Source LLC
Chambersburg PA
CBHW062009200326
41519CB00017B/4731